La Faim Des Régimes

Pourquoi les régimes ne marchent pas... Mon livre anti-régimes

Jean CHAGNOU

Ecrire Et Moi

Issu d'une famille international et pluriculturelle, j'ai appris très tôt à vivre avec plusieurs langues et plusieurs cultures...
Une vie bien remplie qui m'a également enseigné à l'importance des mots et de la communication.

Les mots pour moi sont un nectar divin...
Faute de mieux, je suis prêt à en inventer, en ajouter... si cela sert le but de mes écrits... il y a tant et si peu de mots pour tout dire... les mots ont leur propre musique et ils doivent être musique pour être émis... une vraie poésie pour le musicothérapeute que je suis devenu...

Dès la minute où j'ai su écrire j'ai écrit... pour ne plus jamais m'arrêter...
Mon premier souvenir d'écriture me renvoie à l'enfant que j'étais à la maison au soir de son premier jour d'école qui essaie d'écrire son nom sur son petit tableau noir...
C'est aussi celui de ma première faute ! Mon père vient me corriger... et j'ai instantanément su que j'étais fait pour écrire...
De là, j'ai écrit tout le temps partout sur tout et surtout sur tout... et quand je n'écrivais pas je lisais... tout partout... les mots m'imposent leur présence et je ne sais y résister...

Il était un temps auquel la poésie appartenait à la culture populaire avant qu'elle ne soit retenue en otage par l'élite... et je me revendique de cette époque...
Les gens citaient et récitaient des poèmes comme les gens de nos jours chantent dans la rue... et leurs mots étaient musique...

Il y a quelques années, Nicolas, un de mes étudiants m'a présenté un travail qu'il avait sur l'écrivaine jamaïcaine Louise BENNETT –la première femme à écrire dans son créole- et il m'a intimé par cela l'envie d'être le premier écrivain et comment j'aurais aimé être à l'origine de l'écriture... à l'origine du premier livre... de la première fiction... ou encore comme Elias CANETTI, qui à vouloir comprendre ce que ses parents échangeaient en allemand, est devenue l'un des plus grand auteur allemand moderne...

Mes principaux intérêts s'adressent à la nature, aux êtres et à la vie...
La plupart des gens ne réalisent le côté surréel de la vie... moi si...

La majeure partie de mes écrits s'intéresse à la communication... et mon travail trouvera sûrement plus de justice dans une rendition orale ou scénique plus encore que lue... ou au moins à haute voix... qu'il s'agisse de textes, de poèmes, de chansons, de billets, ... et j'ai plusieurs livres audio qui en attestent...

J'écris également pour le monde des affaires et pour les enfants...
Mes livres sont majoritairement en français et anglais...

#aliment, #bénéfice, #coût, #docteur, #guéri, #mincir, #maigrir, #nutrition, #poids, #rapport, #recette, #régime, #santé, #nourriture, #sport,

Jesse CRAIGNOU

La Faim Des Régimes

Dans **La Faim Des Régimes** j'ai repris le travail de ma vie... de mon étude de l'alimentation et de ses conséquences... sur le métabolisme... parce que toutes les personnes en surpoids ne sont pas des ogres... et pas mal se sous-alimentent...

On ne nous dit pas tous sur les régimes et l'alimentation...
On nous ment même par ignorance ou intention... on veut nous faire croire que nous sommes coupables... fautifs... que nous sommes forcément responsables de notre surpoids... et de notre mal-être physique...
On veut nous faire croire que certains aliments en certaines quantités ou en totalité, sont mauvais pour la santé et responsables de nos maladies... alors que ces mêmes aliments dans d'autres pays et d'autres cultures sont consommés en quantités industrielles sans effet négatifs sur le corps ou le métabolisme des gens qui les consomment régulièrement...
La vérité est souvent dans l'ignorance de praticiens qui répètent perpétuellement sans y réfléchir les crédos des religions nutritionnelles... souvent aussi par paresse... bien qu'ils savent qu'aucun n'est vrai ni efficace en continuant de blâmer et d'accabler plus avant leurs patents...

Aucun médecin... aucun nutritionniste... aucune étude n'a duré aussi longtemps que mon travail sur l'alimentation et la nourriture !

#aliment, #bénéfice, #coût, #docteur, #guéri, #mincir, #maigrir, #nutrition, #poids, #rapport, #recette, #régime, #santé, #nourriture, #sport,

page 3 sur 80

Jesse CRAIGNOU

Un petit régime et puis s'en va...

Tous les régimes marchent... le temps d'un régime...

Tous les livres de régimes à succès sont écrit par des gens en pleine forme... qui n'ont souvent jamais testé leur propres écrits... mais qui n'ont pas hésité à s'enrichir sur leur dos en se faisant la peau de leur lecteurs... et celui qui les ont testés se basent sur le résultat de leur expérience –comprenez d'1 seule personne !-

Ils nous décrivent un monde merveilleux où nous avons tous la solution en nous... et tout va pour le mieux...

Alors pourquoi autant de gens souffrent-ils ?

On estime que, dans les pays industrialisés, au moins 60 % des individus sont en surpoids dont la plupart seraient obèses ou en voie de le devenir... et de le rester...

95 % des gens qui suivent un régime échouent nous dit le docteur et cardiologue Saldmann... et j'ajouterais finissent poursuivis par les régimes...

Le marché des régimes alimentaires est un des créneaux les plus porteurs du monde ! Avec un marché de plusieurs centaines de millions de gens en surpoids... il y a de quoi faire choux gras !

Allons voir ce qu'il en est des résultats...

Quel régime est le vôtre ?

Nul médecin ou nutritionniste ne m'a jamais demandé ce que je mange ni consulté la suite de ses œuvres... déjà que peu nous demandent l'origine de nos malheurs...

Nous allons explorer toutes les options et les questions que les médecins et professionnels de la santé ne nous posent –et ne se posent- jamais !

En 2014, on mange 3 fois moins de pain et 5 fois moins de pomme de terres qu'il y a 40 ans... et pour cause cela fait 50 ans que le corps médical les a bannis des régimes... pour finalement les réhabiliter ! Une bataille tellement difficile qu'il faut un grand renfort de campagne publicitaire !

Le pire est que l'on peut être en très bonne santé sans manger sain !

Regardons ensemble les effets et les résultats des régimes sur le long terme.

Les médecins et les nutritionnistes ne gèrent leur propos que sur du court terme...

Qui mange quoi ?

Qui a besoin d'un régime ? Et quel régime donne des résultats à moyen ou long terme ?

Qu'est-ce qu'une alimentation aberrante ?

Parce que personne n'a jamais voulu ni aimé être trop gros... et si, très jeune j'ai longtemps cru que toute personne en surpoids ou obèse mangeait trop et ne prenait pas soin de sa forme, j'ai réalisé au cours de ma vie et des milliers de personnes que j'ai rencontrées qu'il n'en est rien ! Souvent bien loin de là...

#aliment, #bénéfice, #coût, #docteur, #guéri, #mincir, #maigrir, #nutrition, #poids, #rapport, #recette, #régime, #santé, #nourriture, #sport,

#aliment, #bénéfice, #coût, #docteur, #guéri, #mincir, #maigrir, #nutrition, #poids, #rapport, #recette, #régime, #santé, #nourriture, #sport,

page 5 sur 80

Jesse CRAIGNOU

Le Bilan – Succès et Bides

Les vieilles habitudes ont la vie dure... et les vieux clichés aussi.

On a beau avoir l'évidence sous les yeux... on ne cesse de nous répéter les mêmes sempiternelles recettes et les mêmes rengaines.
Les prophètes de la diététique ne rengainent toujours pas.

Je vous propose de **comparer et partager les expériences et les conclusions**... en nous arrêtant sur les cas de mangeurs raisonnables... comme moi...

Tous les régimes qu'on nous a présentés comme efficaces... ont des résultats à court terme, sur des mangeurs avec une alimentation aberrante et excessive sur le long terme...
On ne parle jamais de personnes qui ont de vrais problèmes de poids avec une alimentation raisonnable...

S'il suffisait de revenir à un régime raisonné et un peu d'exercices, tout le monde serait mince... et nul n'aurait besoin de tous ces médecins, nutritionnistes et autres produits et appareils... qui ne les font que plus souffrir !
Et s'il existait un régime qui marche... il suffirait d'un !

#aliment, #bénéfice, #coût, #docteur, #guéri, #mincir, #maigrir, #nutrition, #poids, #rapport, #recette, #régime, #santé, #nourriture, #sport,

page 6 sur 80

Jesse CRAIGNOU

Diet Victim – Au Commencement était le Gras

J'ai fait tous les régimes ! Je n'en ai pas raté un !
Ma famille les a tous faits également...
J'ai retiré, changé, ajouté, inclus... pour rien !

Je me rappelle, encore et toujours, ma mère, perpétuellement en surpoids et perpétuellement au régime... qui faisait de la gymnastique dans sa chambre... avant d'entamer une journée dynamique plus que double... menant de front une vie de mère de famille et les longues heures de gérante de fermes puis de restaurants... deux domaines qui requièrent une santé parfaite et offrent d'amples opportunités pour l'exercice physique... pour ne jamais y trouver le bénéfice de ses efforts... rien, je vous dis, rien n'y a fait la moudre différence...

A nous tous, nous compilons plus d'expérience que tous les nutritionnistes, diététiciens et médecins du monde et on ne nous a rien demandé. On ne nous a pas écouté non plus... si nous étions en surpoids c'était parce que nous mangions trop et mal et n'étions que des paresseux à l'effort physique...
Toute ma vie n'a été qu'un long combat contre les kilos superflus sans relâche... sans jamais abaisser ma garde... même dans mes plus grands moments de désespoir et d'abandon.
J'ai passé ma vie à traquer le sel, le sucre, la graisse, les oléagineux, les farineux, l'oisiveté... tous réhabilités aujourd'hui pour rien au final... d'abord au bénéfice du doute puis pour contre-vérité flagrante... car tout était faux en somme... les gourous et les temps avaient changés et les régimes aussi... et j'en ressortais à chaque fois avec cette impression d'injustice irrévocable que j'étais tout simplement le prisonnier d'un mauvais sort jeté à mon corps.

Aucun régime n'a fonctionné à long terme... aucun n'a fonctionné à moyen terme... au final, j'en suis à me demander si tous mes efforts cela valaient bien ma peine...

Horreur ! Malheur !
A chaque fois que j'ai vu un médecin, il a commencé par me demander d'éliminer les graisses, les fritures, les féculents, les sauces, les desserts, le grignotage, le sucre et l'alcool, ... tout ce que je ne consomme pas !
J'étais au bord de ne plus rien manger.
Ma religion s'approchait de l'anorexie.
On ne m'a jamais demandé ce que je mange ni plus ce que je ne mange pas. Quand j'ai tenté d'en parlé, on n'a pas écouté.
Quelle sorte de médecin avons-nous là ? Qui ne prend même plus la température de ses patients ?

Quand je leur ai dit, ils ont tous cherché à me faire culpabiliser : '*Vous dites tous cela et... vous en consommez tous trop !*' Je ne suis pas les autres, je suis moi ! Primo. Secundo, je ne vais aller demander de maigrir si je faisais cela... et personne n'est jamais vu ouvrir mon frigo.
Est-il utile de dire ici qu'aucun ne m'a fait maigrir, ni mincir, hormis Montignac ?
Tous se sont contentés de m'accuser... de mentir et de ne suivre en rien leurs conseils...

#aliment, #bénéfice, #coût, #docteur, #guéri, #mincir, #maigrir, #nutrition, #poids, #rapport, #recette, #régime, #santé, #nourriture, #sport,

Adolescent, j'avais une copine de collège que son frère, et évidemment tout le reste du collège, avait surnommé Doudoune.

Elle était en état d'obésité et s'affamait, s'accablait en permanence essayant de garder ce sourire qui laissait croire que tout allait pour le mieux... mais, au fond d'elle-même, elle était perdue. Je compatissais silencieusement avec Doudoune ne sachant que trop bien ce qu'elle devait déjà endurer dans son corps bien qu'étant, à son âge, au deux tiers de sa taille et relativement mince.

Les années 70 cultivaient la minceur et les années 80 la sculpture corporelle... mais Doudoune affichait désespérément sa silhouette à la Beth Ditto bien avant l'heure.

Mes deux sœurs ne mangeaient pratiquement pas étant petites et l'une d'elle était, à la naissance, le plus petit bébé que la maternité ait jamais vue... au point que les infirmières l'avaient surnommée Crevette (Toothpick) ! La même qui, à 42 ans, après moult années de sport intensif rehaussées d'une stricte hygiène alimentaire sans transigence, pesait plus de 100 kilos pour un 1, 55 m ! Déjà, dans le passé, elle avait fait une cure de Slim Fast et pris 40 kilos !

Mon autre sœur et mon frère ont toujours été ronds...

La plupart des grands sportifs franchissent le cap de la quarantaine en grave excédant de poids.

Un médecin médiatique très célèbre en France a commencé sa carrière médiatique au début des années 80 dans un corps qu'aurait envié n'importe quel mannequin.

30 années plus tard, elle fait 4 fois cette taille et continue de prêcher la santé par l'hygiène et la modération alimentaire sans aucun scrupule.

J'ai vu des enfants obèses dont les parents surveillent l'alimentation et l'activité physique tel le lait sur le feu !

Blâmant, accusant, accablant sans cesse leurs rejetons de s'empiffrer en cachette.

Pire, j'ai vu des gens traquer la moindre miette, la moindre calorie, le moindre gramme, de manière forcenée sans pouvoir trouver salut ni grâce auprès du gras ! Ou encore ceux qui devaient suivre un régime strict alors qu'ils surfaient sur la maigreur...

J'ai 22 ans, j'ai perdu près de 30 kilos à la piscine. J'ai un corps d'athlète. Je me sens si léger que je crois pouvoir m'envoler... Mon docteur n'en croit pas ses yeux et jure d'envoyer tous les impénitents alimentaires à la piscine !

Pendant des années je suis libre de toutes contraintes et mon corps se maintient...

J'ai 35 ans, j'ai perdu près de 20 kilos avec Montignac, entré en phase 2, sans le moindre effort ni la moindre contrainte ni régime... J'ai tellement maigri que mon entourage n'ose plus me demander comment je vais... de crainte que je leur annonce une terrible maladie. Je suis en meilleure forme que jamais...

Je maintiens ma condition sans aggravation jusqu'à la fin de ma quarantaine.

J'ai 50 ans, la piscine et Montignac, mes anciens amis, ne peuvent plus rien pour moi.

#aliment, #bénéfice, #coût, #docteur, #guéri, #mincir, #maigrir, #nutrition, #poids, #rapport, #recette, #régime, #santé, #nourriture, #sport,

J'ai repris un an de piscine et toujours mangé selon Montignac... mais mon corps ne répond plus à l'appel de mes alliés... J'ai acheté un vélo d'appartement et un rameur... j'en fais 20 minutes minimum tous les jours et je ne suis détruit le dos !

Je fais du sport intensif depuis l'adolescence... et du régime depuis l'enfance sans le moindre résultat.

A la dernière visite chez mon cardiologue, j'avais pris 4 kilos ! Alors que depuis des semaines, je ne vivais que de salades, je mangeais même moins et avais remarqué que j'allais plus souvent à la selle... pensant donc avoir un peu perdu du poids... l'été je ne vis pratiquement que de salades et de gazpacho... maudite nature !

Au-delà de la déception et de l'inconfort, il y a le coût !
Les gens en surpoids ont plus de problèmes de santé et donc doivent consommer plus de médicaments (avec tous les effets secondaires indésirables que cela implique)... et acheter plus de vêtements... un surcoût qui n'est pas à la portée de toutes les bourses...

J'ai vu mes parents, et leurs parents -au sens étendu verticalement- et horizontalement, en long et en large, toute leur vie faire des régimes... certains d'entre nous n'ont eu comme solution finale que la chirurgie.
Quelques-uns d'entre ceux de mes frères et sœurs, qui n'ont jamais fait de régime, n'affichent aucune différence en terme de taille et de poids avec les dévots des régimes et du sport !
Dans une famille de 2 garçons et 2 filles, une de mes sœurs et moi avons été adeptes du sport et de l'activité physique, les deux autres pas...
Nous avons aujourd'hui tous la même silhouette... généreuse bien au-delà de nos souhaits...

Personne n'a jamais cherché la cause de mon surpoids. Alimentation, activité, ostéopathie, génétique ou autre...

Tous les régimes, toutes les alimentations, toutes les pratiques sportives m'ont amené au même résultat, dans le positif comme dans le négatif : aucune différence... quoi que je fasse !
J'ai fait tous les massages, pris tous les aliments, toutes les potions, tous les coupe-faim, les brûle-graisses, les détoxifiants et autres poudres de perlin Pimpin. Et bien sûr tout retiré comme mes docteurs me l'avaient bien conseillé... pour rien !
Rien, absolument rien, n'a eu le moindre effet.
Les brûle-graisses m'affamaient et les détoxifiants... cultivaient ma faim en permanence. Il n'est pas certain que les brûle-graisses soient bons pour le cerveau... qui, constitué majoritairement de graisse, pourrait faire les frais d'une consommation de brûle-graisses... et quand j'en prenait j'avais de terribles maux de tête... à surveiller avec un soin particulièrement attentif à mon avis...

Je restais toujours là impuissant à regarder les kilos s'entasser sans que j'y puisse faire quoi que ce soit... Nul ne comprend cette agression qui est faite à notre corps... même quand cette agression est volontaire... encore moins quand elle ne l'est pas !
Je reste prisonnier d'un corps sans cœur qui n'en fait qu'à sa tête !

#aliment, #bénéfice, #coût, #docteur, #guéri, #mincir, #maigrir, #nutrition, #poids, #rapport, #recette, #régime, #santé, #nourriture, #sport,

Jesse CRAIGNOU

Difficile d'imaginer que la cellule microscopique qu'est le spermatozoïde puisse évoluer aussi vite jusqu'à peser, dans les cas extrêmes, jusqu'à 500 kilos (une demie-tonne !)... et pour certains animaux encore de nos jours jusqu'à plusieurs tonnes !

Jesse CRAIGNOU

Santé !

Depuis plus de 100 ans que l'on propose des régimes amincissants ou amaigrissants, des médicaments et potions ou lotions miracles, **s'il y en avait un qui ait marché** cela se saurait et la fortune du découvreur serait faite sur une planète de sylphes ! Et **tous les praticiens de santé seraient les premiers minces !**
L'information ferait la une de tous les médias du monde... ou bien les marchands de régime veulent-ils nous laisser dans les ténèbres afin de nous vendre encore et encore leurs produits et participer à la pollution planétaire ?

La plupart des vendeurs de régimes honnêtes rejoignent le gros des troupes aujourd'hui en avouant qu'ils n'ont pas la solution et que nul ne la connaît ! Et pourtant... ils continuent de nous vendre leurs produits miracles...
Beaucoup s'apostrophent et s'attaquent directement et / ou par médias et patients interposés campagnant pour prouver, sil le faut de manière martiale, qu'ils ont raison quand tout prouve le contraire. Ils n'écoutent que leur égo et jamais leurs patients.

Sans compter qu'en vieillissant la plupart des humains prennent du poids entre 40 et 60 ans quels que soient leur type physique et / ou génétique...
La plupart d'entre nous commence à s'enrober à la trentaine... et toute cette nature est généralement retardée quelque temps... reculée pour mieux sauter... par la pratique intensive d'un sport d'efforts... la plupart des grands sportifs et toutes les stars qui nous ont fait rêver par leur physique croulent sous leur embonpoint... qui n'est pas un bon point...
Un quatuor scandinave très célèbre des années 70 avait 2 chanteuses, toutes les deux minces mais l'une avec des formes plus rondes... 40 ans plus tard la plus ronde est devenue filiforme... et la plus mince a pris des formes généreusement rondes...

De même, des études, notamment britanniques (Dr Lesley Regan in *Le bluff Des Étiquettes* sur arte) et américaines, travaillant sur les effets et les propriétés des médicaments, compléments alimentaires, aliments (bio ou non bio), probiotiques, pesticides, etc... concluent que les effets sont, dans des mesures non excessives, inopérants au pire ni plus nocifs ni bénéfiques au mieux car le corps dans sa grande sagesse fait un tri sélectif et utilisent ou rejettent selon ses besoins... Alors que les effets placebo, nocebo et autres rapports psychosomatiques marchent à tous les coups !

Toujours au Royaume-Uni, le Professeur Susan Jebb a étudié l'effet du gras et du sucre pendant 10 ans... pour en arriver à la conclusion que diminuer ou retirer le gras ou le sucre de son alimentation n'a pratiquement aucun effet sur le poids ou la santé !
Quoi qu'il en soit le corps transforme les graisses en sucres... qui se transforment en graisses qui se transforment en sucre... qui se transforment en graisses... qui se transforment en sucre... à tour de rôle... ad libitum...

Le corps a ses raisons... que la médecine ignore encore.
Mystère... et boule de gomme !

#aliment, #bénéfice, #coût, #docteur, #guéri, #mincir, #maigrir, #nutrition, #poids, #rapport, #recette, #régime, #santé, #nourriture, #sport,

Toutes les études tendent à prouver que le surpoids est ennemi de la santé... mais qu'est-ce que la sacrosainte santé ? Et les données du surpoids sont élastiques... Il en est beaucoup qui défient les lois de la santé et nul ne semble s'intéresser à leur métabolisme... qui aurait probablement des choses intéressantes et pertinentes à nous apprendre.

Il est des régions du globe, des groupes ethniques qui semblent échapper au surpoids... de même dans la plupart des pays sous-développés, ou en voie de développement, l'obésité est célébrée et révérée. Curieux ménage.

À l'aube de l'humanité, et pendant des centaines de millénaires, l'homme s'est nourri de ce qu'il a trouvé et / ou de ce qui lui a plu... sans se poser de questions quant à la qualité ou les effets de son alimentation... il ne semble pas, aujourd'hui, qu'il en ait résulté des différences sur leur taille 'naturelle'...

Les Inuits
Alors qu'on nous rabat les oreilles des vertus de l'équilibre alimentaire, les Inuits vivent sur un régime carné depuis l'aube de l'humanité...

Les Indiens d'Amérique du Nord
Idem aux Inuits les Indiens d'Amérique du Nord ne vivent que de viande..

Les Sambas de Mauritanie
Idem aux Inuits et aux Indiens d'Amérique du Nord, les Samba de Mauritanie ne vivent que de poissons et de viande...

Les Chinois et les Asiatiques
Les Chinois et les Asiatiques en général ont toujours mangé gras et sucré et sont toujours resté minces... et sont généralement en bien meilleurs santé que les Européens et les Américains... sans jamais faire ni prendre de médicaments...
Exception faite des Japonais qui avec une alimentation semblable, se sous-nourrissent... comme c'est dans leur culture... quand un Japonais se lève de table, il a encore faim...
La bonne santé est une idéologie (et un terrorisme alimentaire et médical) totalement relatif... d'ans certaines cultures, à tort ou à raison, la bonne santé est lié au poids... les gros sont en bonne santé chez les uns quand les maigres sont en bonne santé chez les autres... mais au bout du compte nul ne vit nécessairement mieux ni plus vieux !

On s'aperçoit, en étudiant les modes nutritionnels... comme je l'ai fait plutôt que de répéter n'importe quelle aberration comme le font les gens et le corps médical... qu'il faudra revisiter toute notre conception de l'alimentation... c'est d'ailleurs l'invitation que je lance dans ce livre...
A y regarder de plus près, manger plus de fruits et légumes n'est qu'un appel politique à consommer des produits d'une agriculture que les mêmes politiques ont assassiné depuis longtemps ! Cela ne repose sur aucune logique nutritionnelle...

Dans ma jeunesse, en France surtout, manger des fruits et légumes, du poisson et du fromage étaient surtout le quotidien des pauvres... car ces produits n'étaient pas

#aliment, #bénéfice, #coût, #docteur, #guéri, #mincir, #maigrir, #nutrition, #poids, #rapport, #recette, #régime, #santé, #nourriture, #sport,

chers comme la viande... aujourd'hui ils sont aussi chers que la viande et même souvent plus chers !

Le fait de promouvoir l'idée de manger des fruits et des légumes chaque jour et à chaque repas ne relève que d'une volonté politique de promouvoir une agriculture que nos mêmes gouvernements ont tué de longe date et de longue haleine...

Ni les Inuits ni les Indiens d'Amérique du Nord ni les Sambas ne connaissent les régimes équilibrés qui nous sont recommandés pour notre (bonne) santé... pas plus que tous les peuples de tous les déserts ou de toutes les jungles du monde...

On nous dit les gens des pays froid mangent plus gras que les autres... pour faire face aux basses températures... mais les gens des pays les plus chauds mangent une nourriture souvent plus calorique, plus grasses et plus sucrée...

Au cours de ma vie plus que riche en expérience, j'ai rencontré et connu des gens de nombreuses cultures, de nombreuses origines et j'ai remarqué qu'en général ils présentent à peu près tous les mêmes similitudes en taille et en poids... quoi qu'ils puissent manger... il faudrait n'être jamais sorti de chez soi, n'avoir jamais reçu personne... ni vu la télévision pour ne pas le savoir...

Florent M, le champion olympique de natation, avoue, et se vante presque même, ne se nourrir que de fast food dont il raffole... et affiche un corps de rêve... assorti d'une excellente santé...

Les végétariens et végétaliens ont une consommation beaucoup plus importante que les carnivores... ils mangent également plus souvent... les régimes carnés proposent des aliments à digestion plus lente... alors que les régimes végétariens sont composés d'aliments plus difficiles à digérer pour l'homme (ils causent plus de gaz et de ballonnements)... mais la digestion est également plus rapide et impose des repas plus fréquents quand ils ne sont pas plus conséquents... et souvent un développement volumineux du système digestif...

Dans leurs différents pays et cultures, les gens mangent différentes choses en différentes proportions... et font tous face aux mêmes défis... il y a rarement moins d'obèses dans un pays qu'un autre et tous les spécialistes vont leur faire faire le même régime... avec les mêmes résultats... il y aurait forcément là matière à réflexion...

Il semble que, quels que soient les aliments que l'on mange, au final, la différence est tellement infime... qu'elle reste obscure et hypothétique... et les régimes, quand ils sont efficaces, ne le sont que pendant la durée du régime...

#aliment, #bénéfice, #coût, #docteur, #guéri, #mincir, #maigrir, #nutrition, #poids, #rapport, #recette, #régime, #santé, #nourriture, #sport,

page 13 sur 80

La Surcharge Pondérale, l'Obésité

'*Dans la civilisation automobile, l'homme s'est mis à courir...*'
Régis DEBRÉ

Il est en qui se trouveront toujours trop gros... ce qui peut les conduire jusqu'à la boulimie, l'anorexie ou d'autres aberrations alimentaires... le plus souvent des femmes... pendant que d'autres se trouveront toujours trop maigres... alors qu'ils peuvent avoir la même taille !

Leur vision est celle d'une glace déformante qui ne rend pas justice à leur véritable physionomie. A côté d'eux, on trouve les mannequins qui traquent sans relâche le gramme de chair...

Nous ne sommes pas égaux devant les kilos.
Certains en prennent plein avec trois fois rien... et d'autres en perdent peu avec trois fois plus d'efforts... et d'autres encore en perdent sans le vouloir...
J'ai vu ma mère faire une demi-heure de gymnastique intensive tous les matins pendant des années avant une double journée autant hyper dynamique et hypocalorique... sans perdre le moindre gramme... et ma sœur en faire autant des années plus tard... sans résultats, ni pour l'une ni pour l'autre...
De même, certains vont maigrir avec l'anxiété... pendant que d'autres vont grossir sous le coup du stress... sans changer d'alimentation !

Alors où donc commence l'obésité ?
La surcharge pondérale commence là où l'individu se sent trop gros ! Ou encore quand la société dans laquelle il/elle vit le considère comme trop gros... A tort ou à raison... A tort ou à travers...

Pour d'aucuns, c'est une question de beauté... et la maigreur ou la minceur une question de laideur... et, donc pour ceux-là, l'obésité est beauté...

La vraie question se pose... surtout quand la santé est en jeu.

Une question qui n'est jamais posée est celle de l'origine ou de la cause du surpoids...
Nous ne sommes pas tous égaux là non plus ! Le surpoids est-il dû à une alimentation aberrante, un manque d'exercice, l'héritage génétique, la paresse ou un désordre métabolique, un problème de thyroïde, un œdème, l'effet indésirable de médicaments, ...

#aliment, #bénéfice, #coût, #docteur, #guéri, #mincir, #maigrir, #nutrition, #poids, #rapport, #recette, #régime, #santé, #nourriture, #sport,

Jesse CRAIGNOU

Les Aventuriers du Lard Perdu
Les Régimes

L'Agence nationale de sécurité sanitaire de l'alimentation, de l'environnement et du travail (Anses) a publié en novembre 2010 un rapport d'expertise sur l'évaluation des risques liés aux pratiques alimentaires d'amaigrissement.

« Les régimes amaigrissants, pratiqués sans recommandation ni suivi d'un spécialiste, très largement diffusés auprès du public dans le commerce et sur Internet, présentent des risques pour la santé plus ou moins graves », estime l'ANSES.

Ce rapport met en évidence des effets néfastes sur le fonctionnement du corps, et notamment sur les os, le cœur et les reins, ainsi que des perturbations psychologiques, notamment des troubles du comportement alimentaire (TCA).

Pourquoi les régimes nous font-ils grossir ?

----

80 à 95 % des personnes qui perdent du poids le reprennent dans les cinq ans *(Effet yoyo).*

La raison ?

L'hypercontrôle alimentaire et mental que la plupart des méthodes amaigrissantes impose.

Même si l'analyse des comportements alimentaires s'avère d'une redoutable complexité (facteurs génétiques, physiologiques, socio-environnementaux et psycho-émotionnels), les études montrent aujourd'hui qu'il y a interaction des émotions avec le comportement alimentaire.

Le contrôle du comportement alimentaire s'effectue par des mécanismes majoritairement inconscients.

Nous nous intéresserons ici aux candidats aux régimes qui ont une alimentation raisonnable et non outrancière.

#aliment, #bénéfice, #coût, #docteur, #guéri, #mincir, #maigrir, #nutrition, #poids, #rapport, #recette, #régime, #santé, #nourriture, #sport,

Le régime refait surface au moins tous les ans... tel le serpent Apophis revenant se réchauffer aux soleil de Râ auquel il finit par laisser sa peau.
Aucun régime n'a fait la preuve d'un résultat efficace effectif concret !
C'est un scandale ! C'est honteux ! Et c'est pourtant la conclusion de tous les experts.

Le premier inconvénient d'un régime est qu'il est la sentence d'une condamnation à perpétuité sans appel annoncé avec l'air docte d'un Torquemada du bon vivant ce qui n'est d'abord pas encourageant et finit par lasser.
Nous trouvons ici la cause avouée des échecs.
La cause non avouée des échecs est qu'aucun, dans le cadre d'une alimentation même relativement équilibrée, ne fonctionne.
Oh, bien sûr, au début tout le monde voit son poids descendre en flèche, les kilos fondre comme neige au soleil et l'espoir d'une rédemption fait surface à l'horizon...
Mais les affres de la réalité nous rattrapent (trop) vite et la lumière se fait rapidement sur le triste sort du pénitent de la bonne chair.

Nous connaissons à présent, grâce au progrès scientifique constant, bien mieux le fonctionnement du métabolisme et ce progrès s'accélère d'année en année.
Toutes les propositions de régime alimentaire ne peuvent s'apparenter qu'à celle sur l'avenir climatique de la planète, escaladant jusqu'aux plus folles théories, tant notre arrogance de confondre connaissance avec hypothèse.
Il est évident que nous ne savons que très peu de choses, sinon rien, de ce qui apportera la réponse à cette insolente question.
La vie et la nature nous prouvent tous les jours que nos prévisions et hypothèses d'hier sont complètement fausses ! Et au mieux qu'il en est totalement autrement...

Les régimes qui visent la baisse du cholestérol et des apports riches en graisse n'ont eu que très peu de succès puisque l'alimentation, peut-être à la différence près du sucre dans les cas de diabète et d'hypoglycémie, et hors des excès aberrants, n'est pas le contrôle du cholestérol que le corps produit à 90 % ! Et c'est tant mieux d'ailleurs puisque le cholestérol vise à colmater les veines fragilisées et cassantes avec l'âge...
Aller contre ce processus naturel peut même s'avérer dangereux...
Pourtant les mêmes experts en médecine et en nutrition continuent de répéter qu'il faut réduire l'ingestion des graisses... même à ceux-là qui n'en mangent pas !
Le vrai traitement ne sera que celui qui arrive à gérer la production du cholestérol... car notre corps produit le cholestérol, et de plus en plus en vieillissant, pour réparer nos veines et artères fragilisées... tant que cette production ne devient pas débordante, et donc dangereuse, au point de bloquer notre circulation sanguine...

Les archéologues découvrent aujourd'hui en étudiant des momies du monde entier qu'elles 'souffrent' toutes du cholestérol et athérosclérose... il n'est donc plus possible de blâmer les patients pour leurs mauvaises habitudes alimentaires et leur manque d'exercice physique...

Un de mes amis vient d'aller chez un nutritionniste... pour perdre quelques kilos...
A 42 ans, il a toujours eu une activité physique plutôt intense... et fait du sport plusieurs fois par semaine... mais il n'accepte pas cette ceinture qui s'installe autour de sa taille...

#aliment, #bénéfice, #coût, #docteur, #guéri, #mincir, #maigrir, #nutrition, #poids, #rapport, #recette, #régime, #santé, #nourriture, #sport,

Son nutritionniste lui intime immédiatement l'ordre de... faire ce que l'on dit à tout le monde dans ce cas-là... lui rappelant ce que nous savions déjà...

Franchement vous connaissez quelqu'un qui a besoin d'aller chez un nutritionniste pour s'entendre dire de ne plus manger gras ni sucré et de faire de l'exercice ? Quand tout le monde sait déjà ça...

Curieusement je n'ai jamais vu que des nutritionnistes jeunes...

Quelle longévité aurait leur carrière ?

Les seuls qui ont passé la trentaine et restent actifs sont dans les hôpitaux...

Curieux... dans un monde où tant de gens auraient besoin d'eux ! Et en nombre croissant...

Le même ami me disait l'autre jour, qu'avec la reprise du sport au quotidien, il a fini par perdre 7 kilos en 6 mois... plutôt mince et longiligne, il m'annonce qu'il est descendu à 77 kilos (j'en faisais 72 à son âge pour 5 cms de moins)...

Aucun des régimes qui proposent une réduction, une privation, un changement, et un remixage des aliments n'est efficace !

Ils ont tous un arrière-goût de faim et des envies pas raisonnables... frustrant tout ça ! Dès qu'on nous demande de retirer un ingrédient de notre alimentation c'est précisément celui qu'on veut tout le temps...

Nous le savons aujourd'hui tous ces régimes font face à leurs limites très vite malgré les contraintes spartiates qu'elles imposent...

Sans répéter que plus vous privez votre corps, plus il stocke !

Même la liposuccion n'apporte qu'une solution autant momentanée que locale puisque l'on voit de la graisse réapparaître... sinon au même endroit ailleurs en d'autres parties du corps...

S'il suffisait de manger moins ou de faire de l'exercice, ce serait si simple...

Comment vous sentez-vous quand vous avez tout essayé... et que contre toute attente vous voyez votre corps prendre de l'ampleur et les kilos s'empiler inexorablement sur votre corps ?

Que vous avez l'impression au réveil que votre corps a pris des kilos pendant votre sommeil... dans votre dos...

#aliment, #bénéfice, #coût, #docteur, #guéri, #mincir, #maigrir, #nutrition, #poids, #rapport, #recette, #régime, #santé, #nourriture, #sport,

page 17 sur 80

Jesse CRAIGNOU

Les Régimes et leurs Tares

L'Homme n'a jamais été programmé pour faire des régimes…

Revenons ensemble sur **les propositions**…

Que valent les régimes et l'alimentation équilibrée ?

La plupart des régimes proposés font la part belle aux privations notamment sur les sucres et les graisses, voire les féculents, et encourage la rééducation alimentaire et l'activité physique… ce qui remonte à l'origine des régimes avec les résultats que l'on sait.

Toutes les stars du petit et du grand écran qui se sont trouvées un jour ou longtemps en surpoids ont écrit un jour ou l'autre le leur… avec généralement un bon retour sur investissement mais nous retrouvions ces mêmes personnalités quelques mois plus tard bien enrobées… régime cachant souvent le triste secret d'une opération de chirurgie esthétique ou reconstructrice non avouée…

Il y a les livres des médecins et / ou nutritionnistes ou diététiciens, ceux des gourous, ceux des fantaisistes, ceux d'avant et ceux d'après.

#aliment, #bénéfice, #coût, #docteur, #guéri, #mincir, #maigrir, #nutrition, #poids, #rapport, #recette, #régime, #santé, #nourriture, #sport,

Regardons ensemble les éléments à charge et à décharge des régimes les plus populaires...

Pour les mamans, **le régime après bébé.**
Rien de bien nouveau : modération, activité physique et équilibre... sans compter que souvent le corps bien réglé reprend sa forme d'avant et il se trouve même des mamans qui mincissent après leur grossesse ! C'est vrai que d'être maman c'est déjà tout un sport !

Le régime Karl Lagerfeld.
Modération et équilibre.

Le régime de Véronique Genest.
Hypocalorique.

Le régime de Sonia Dubois
Modération et équilibre. Spartiate.
La journaliste n'a pourtant pas gardé sa minceur...

Le régime Sulitzer.
Un régime plutôt équilibré. Fibres en sus.

Les régimes des stars.
Modération et équilibre. Spartiate.

Le régime du Dr Benchetrit.
Là encore rien de nouveau : alimentation positive et régulation.

Le régime du Dr Cohen.
Rééducation alimentaire.

Le régime du Dr Dukan.
Protéinique. Décrié pour provoquer de graves problèmes de santé et cause de nombreuses poursuites y compris de confrères...

Le régime fibres du Dr Siegal
Apport suffisant de fibres alimentaires.
Mais il peut entraîner des problèmes intestinaux.

Le régime hypocalorique
Plusieurs versions.
Hypoglycémique et hypocalorique.
Néanmoins, il ne doit pas entraîner de carences et demande beaucoup de discipline.

Le principe du régime Jenny Craig
Rééducation alimentaire.
Pour cela, on est suivi par téléphone une fois par semaine, par une "consultante", en fait une diététicienne spécialement formée.

Le régime Soupe

#aliment, #bénéfice, #coût, #docteur, #guéri, #mincir, #maigrir, #nutrition, #poids, #rapport, #recette, #régime, #santé, #nourriture, #sport,

Hypocalorique. On reprend forcément du poids.

Le régime **The Zone** du Dr Sears
Hypoglycémique. Modération et équilibre alimentaire.

Le régime Weight Watchers
Equilibre et modération. Tout est limité. Effet ludique de la synergie... positive.

Le régime hyperprotéiné et substituts de repas.
Hyperprotéinique et hypocalorique.
Les kilos trop vite perdus reviennent en général facilement. ...

Le régime Atkins
Pas de glucides (sucres), ce régime est "hyper gras".
A déconseiller, surtout en cas de forte activité physique. Peut entrainer de graves problèmes de santé.

Le régime des groupes sanguins
Variation du régime selon le groupe sanguin.
Nous n'avons aucune preuve qu'il ait fait ses preuves à long terme...

Le régime de la lune
Manger avec les phases lunaires

Le régime instincto
Manger ce que vous voulez quand vous voulez... selon ce que votre corps vous demande...

Le régime Neandertal
Le régime préhistorique... je vous laisse imaginer... le plus dur doit être de trouver du mammouth...

Le régime mannequin
Haricots verts à la vapeur et riz complet à volonté... bonjour l'équilibre... et la monotonie ! la plupart ne tiennent pas la semaine...

Le régime du Yin et du Yang
Equilibre et maitrise.

Le "régime Hollywood" ou régime fruits
Déséquilibré et Monotone. Mauvais pour les intestins.

Le régime Low-Carb
Hypoglycémique.
Monotone sur le long terme

Le régime Mayo
Hypocalorique et déséquilibré

Le régime Miami

#aliment, #bénéfice, #coût, #docteur, #guéri, #mincir, #maigrir, #nutrition, #poids, #rapport, #recette, #régime, #santé, #nourriture, #sport,

Hypoglycémique et déséquilibré.

Le régime Scarsdale
Hypocalorique et hypoglucidique.

Le Chronorégime
Chrononutrition et hypocalorique.

Le régime Antoine
Le régime Shelton
Le régime Montignac
Dissocié et hypocalorique.
Les **aliments dissociés**, avec leur proposition digestive et assimilative, ont une logique logistique naturelle. Il est vrai que cette diète est plus digeste et repose le corps et beaucoup des toxines sont éliminées naturellement facilitant au passage le fonctionnement optimal de corps humain.

Le régime IG
Hypoglycémique.

Le régime Acide-Base
Détox et hypoacidique.

Le régime Hypnose
Pour la rééducation alimentaire.
Pour les victimes des aberrations nutritionnelles.

Le régime Detox
Grand ménage de printemps de métabolisme.

Le régime Medium Fat
Hypocalorique et hypoglycémique. Méditerranéen.

Le régime Okinawa
Hypocalorique et hypoglycémique.
Poisson contre viande et apport riche en légumes.
Sans compter que les Japonais se sous-alimentent.

Le régime Zermati
Contrainte et rééducation.

Le régime Slim-Data
Hypoglycémique.

Le régime du Dr Fricker
Hypoglycémique, hypocalorique et rééducation alimentaire. Contraignant.

Le régime des Astronautes
Hypoglycémique, hypocalorique et rééducation alimentaire. Hypoalimentaire.
Le régime Gordon.

#aliment, #bénéfice, #coût, #docteur, #guéri, #mincir, #maigrir, #nutrition, #poids, #rapport, #recette, #régime, #santé, #nourriture, #sport,

Diète et hypoalimentation.

Le régime de Messini
Hypoglycémique, hypocalorique et rééducation alimentaire. Hypoalimentaire et détox.

Le régime PSMF
Hypoglycémique, hypocalorique et rééducation alimentaire. Hypoalimentaire et hyperprotéinique.

Le régime de Razzoli
Hypocalorique.

Le régime Liquide
Un mélange de fruits et légumes pour la plupart... associé à des compléments alimentaires... qui a montré sur le long terme... que certains finissaient par y laisser leurs dents !

Le régime du Froid
Bla bla bla...

Les régimes protéinés semblent, au moins pour un temps, faire baisser la rétention d'eau et entrainer une perte de poids... sans, pour autant, apporter de résultat significatif sur le moyen ou long terme...

Aucun régime ne fonctionne à long terme... une fois l'effet du régime passé... même en le continuant, notre corps a la faculté génétique de s'adapter... et de repartir d'où il est ! Et il reprendra son parcours... ceci résulte souvent en effet yoyo...
Nous changeons de régime à chaque fois que nous reprenons et le corps réagit, comme à son habitude, en ajustant l'alimentation et brûlant des excès... puis reprend son chemin... jusqu'au prochain régime...

Tous les régimes existent ! Même les régimes gras !
Régime paléo encourage la surconsommation de gras... avec des pertes de poids ou sans gain de poids... la consommation de gras, en particulier le matin, aurait pour vertu de ralentir la métabolisation des aliments... réduisant ainsi la sensation de faim... et la prise d'aliments... entraînant une perte de poids... qui sait ?
Les Américains en sont arrivés à des régimes tellement totalitaires ou sectaires et privatifs... qu'ils en sont réduits à consommer des tas de suppléments alimentaires... jusqu'aux plus fantaisistes... au péril d'y perdre leur santé...

Tout comme les cosmétiques qui ventent le maintient d'un visage de jeunesse éternelle... bien que brisant les limites de la légalité... n'apportent rien, au final, sinon un minimum d'autosatisfaction... et un allègement... du portefeuilles !

Le régime et le produit amincissant, ou amaigrissant, durable reste à inventer !

#aliment, #bénéfice, #coût, #docteur, #guéri, #mincir, #maigrir, #nutrition, #poids, #rapport, #recette, #régime, #santé, #nourriture, #sport,

Etude américaine sur 4 régimes (suppression des graisses, des sucres, des féculents, ...) portant sur 811 participants en surcharge pondérale ou obèses sur une période de 2 ans. (traduction libre)

Les chercheurs ont recruté 811 adultes en surcharge pondérale ou obésité pour leur faire suivre 1 de 4 régimes tels que 2 régimes hypocaloriques avec 2 régimes portant sur une réduction de 20 % des apports caloriques et deux régimes portant sur une réduction de 40% des apports caloriques. Les calories des carbones allaient de 35% à 65%. Les protéines constituant 15% à 25% des calories.

Les 4 régimes respectaient les principes de la santé cardiaque, qui imposent de consommer moins de 8% des calories issues de graisses saturées animales pouvant causer caillot de graisse dans les artères, de manger des légumes, des fruits et des farines complètes, et de consommer au moins 20 grammes de fibres par jour.

Les 4 régimes reposaient sur les préceptes du DASH (Dietary Approaches to Stop Hypertension – Méthodes d'abolition de l'hypertension), et non sur des régimes populaires tels que celui du Dr Atkins ou la South Beach diet.

Les participants ont été avisés de participer régulièrement à des sessions de nutrition individuelles ou de groupes et de tenir un journal quotidien sur leur consommation nutritionnelle. Chacun des participants s'est vu recevoir un objectif calorique personnalisé, et la plupart ont visé une réduction de 750 calories par rapport à leurs besoins quotidiens. Aucun d'entre eux n'était supposé consommer moins de 1200 calories par jour.

Les objectifs d'exercice physique des participants étaient modestes: environ 90 minutes d'activité physique modérée par semaine. Les chercheurs ont observé comment la composition des régimes a influé sur la perte de poids afin de ne pas pervertir les résultats.

Parmi les résultats obtenus, présentés dans le New England Journal of Medicine:

• En six mois, les participants ont perdu une moyenne de 13 livres (1 livre = env. 450 gr), quel que soit leur régime.

• Au bout de 2 ans, Ils se maintenaient autour d'une moyenne de 9 livres et perdu de 1 à 3 pouces 2,5 cm à 7,5 cm de tour de taille, quel que soit leur régime.

• Les participants avaient amélioré leur facteur de risque cardiaque, comprenant une augmentation du HDL (bon) cholestérol, et réduit leur LDL (mauvais) cholestérol et triglycérides (graisse dans le sang) entre six mois et 2 ans.

• Les participants ont admis avoir retrouvé des niveaux similaires de plénitude, de satiété et de satisfaction sur tous les régimes.

#aliment, #bénéfice, #coût, #docteur, #guéri, #mincir, #maigrir, #nutrition, #poids, #rapport, #recette, #régime, #santé, #nourriture, #sport,

Jesse CRAIGNOU

Une 'Gamme Raisonnable' de gras, protéines, et carbones

Les plans n'incluaient pas de régime du type pauvre en carbone tel celui du Dr Atkins, rapporte Sacks, parce que la plupart des gens ne se tiennent pas à un régime pauvre en carbone et nous voulions rester réalistes. Aussi, nous avons proposé une gamme raisonnable de gras, protéines et carbones."

La recherche suggère que les participants peuvent se sentir rassasiés plus longtemps avec des régimes plus riches en protéines, mais ces participants n'ont pas indiqué de différences dans leurs sensations de satiété, rapporte Catherine Loria, une épidémiologiste nutritionnelle qui travaille à l'Institut du Poumon, du Cœur et du Sang.

Keith Ayoob, diététicien membre de l'Albert Einstein College of Medicine de New York, nous dit que la perte de poids salutaire s'accompagne d'un équilibre alimentaire que vous pouvez suivre "à long terme".

#aliment, #bénéfice, #coût, #docteur, #guéri, #mincir, #maigrir, #nutrition, #poids, #rapport, #recette, #régime, #santé, #nourriture, #sport,

Etude AFSSA *sur 15 régimes…*
15 régimes jugés dangereux par l'ANSES

sur http://www.weightlossforall.com/fr/15-regimes-juges-dangereux-par-lanses.

L'Agence nationale chargée de la sécurité sanitaire de l'alimentation, de l'environnement et du travail (Anses) – ex-Afssa – a publié en novembre 2010 une étude évaluant les risques liés à la pratique de régimes à visée amaigrissante. Celle-ci se base sur une expertise scientifique, l'étude INCA 2, réalisée en 2006-07 auprès d'un échantillon représentatif de la population vivant en France métropolitaine (1455 enfants de 3-17 ans et 2624 adultes de 18-79 ans).

D'une façon générale, l'étude condamne les régimes, dont les plus populaires comme le régime Dukan, Cohen et Montignac, en les définissant comme nocifs pour la santé, car générant carences et déséquilibres.

Dans 95 % des cas les régimes suivra une reprise de poids pouvant même être supérieur au poids perdu durant le régime.

Les 15 régimes étudiés et remis en question sont le :

* Régime du Dr Atkins
* Régime Californien
* Régime Citron
* Régime Chrononutrition du Dr Delabos
* Régime du Dr Cohen
* Régime du Dr Dukan
* Régime du Dr Fricker
* Régime Mayo
* Régime Miami du Dr Agatston
* Régime Montignac
* Régime du Dr Ornish
* Régime Scarsdale du Dr Tarnower
* Régime de la Soupe au chou
* Régime Weight Watchers
* Régime Zone de M. Sears

Nous en reconnaissons déjà quelques-uns… et leurs résultats…

Nous vous invitons ainsi à lire les conclusions du rapport destinées aux pratiquants des régimes :

• La recherche de la perte de poids sans indication médicale formelle comporte des risques, en particulier lorsqu'il est fait appel à des pratiques alimentaires déséquilibrées et peu diversifiées. Ainsi la prise en charge d'une demande d'amaigrissement nécessite un accompagnement médical spécialisé.
• Cet accompagnement doit être adapté au statut pondéral (IMC, tour de taille) du patient :

#aliment, #bénéfice, #coût, #docteur, #guéri, #mincir, #maigrir, #nutrition, #poids, #rapport, #recette, #régime, #santé, #nourriture, #sport,

• *En l'absence d'excès de poids : les régimes à visée amaigrissante, qu'ils soient proposés par des médecins ou des non-médecins, sont des <u>pratiques à risques</u>. Le public doit donc être averti des <u>conséquences néfastes à court, moyen ou long terme</u> de la pratique de ces régimes, d'autant plus que ceux-ci sont <u>déséquilibrés</u>, associés à des <u>troubles sévères du comportement alimentaire</u>, et peuvent conduire à terme à un <u>possible gain de poids irréversible</u>.La prise en charge de l'obésité, du surpoids ou d'une prise de poids importante nécessite un diagnostic précis des causes, une analyse du contexte et une estimation des conséquences, elle nécessite de poser l'indication de perdre du poids ou non, et de définir les objectifs et les moyens à mettre en œuvre qui ne se limitent pas à la simple prise en charge diététique ; elle doit viser une réduction adaptée et prudente du poids, planifiée précocement (afin de pouvoir agir sur les facteurs à l'origine) puis une stabilisation avec des moyens appropriés, tout en veillant à préserver l'état de santé physique et psychologique à moyen et long terme.*

• *L'évolution des habitudes alimentaires doit être associée à l'introduction, au maintien voire à l'augmentation d'une activité physique régulière.*
• *L'obésité est une maladie chronique multifactorielle et sa prise en charge nécessite une démarche interdisciplinaire (médecin nutritionniste, endocrinologue, diététicien, psychologue, etc.)*

Que faire alors?

Nous avons déjà essayé de mettre en valeur sur Weightlossforall, l'intérêt des régimes modérés, que nous appelons essentiels, car étant modérés et comportant les ingrédients essentiels une alimentation équilibrée, telle le régime <u>paléo</u>, <u>crétois</u> ainsi que les régimes qui sont davantage de bonnes habitudes alimentaires à prendre comme le régime <u>acide-base</u> et le régime masticatoire.

Le but de ces régimes est de vous protéger des maladies de civilisations (cancer, fatigue, obésité, etc.). La conséquence d'une alimentation équilibrée et la pratique régulière d'exercice physique vous donneront ainsi les meilleurs résultats dans le cadre d'une perte de poids, si vous ne souffrez pas de problèmes d'obésité.

Si vous souffrez de problèmes d'obésité, les recommandations de l'étude sont identiques à notre avis, à savoir que vous devez consulter des professionnels de la santé (médecin, diététicien, psychologue, endocrinologue, etc.) afin de vous aider et vous assister dans votre démarche. Vous pouvez consulter notre article sur l'<u>obésité</u> afin de déterminer si vous souffrez de cette maladie.

L'étude complète est disponible sur le site de l'<u>AFSSA</u>.

J'ajoute ici que si toute l'étude de l'ANSES montre qu'il n'y a en fait aucune solution...
Il est faux que le régime Montignac est déséquilibré... bien au contraire puisqu'il propose de rétablir un équilibre... mais il n'est pas proposé par un confrère du corps médical... et, de ce fait, le gouvernement refuse de l'accrédité... hélas !
Le régime Montignac est un des seuls (et peut-être le seul !) qui fonctionne à long terme... et peut-être pratiqué quelle que soit la culture alimentaire de celui ou celle

#aliment, #bénéfice, #coût, #docteur, #guéri, #mincir, #maigrir, #nutrition, #poids, #rapport, #recette, #régime, #santé, #nourriture, #sport,

qui veut suivre ce régime... du fait qu'il prenne en compte tous les aliments de manière naturelle... et n'interdise rien !

#aliment, #bénéfice, #coût, #docteur, #guéri, #mincir, #maigrir, #nutrition, #poids, #rapport, #recette, #régime, #santé, #nourriture, #sport,

page 27 sur 80

Tous les régimes impliquent une discipline spartiate contraignante à vie... et même là on reprend toujours du poids... et beaucoup plus qu'ils n'en ont perdu...
Nous attendons encore le régime qui fonctionne à long terme.

La plupart des régimes relèvent du farfelu et, testés sur le long terme, affiche leur propre ridicule et inefficacité...

Le seul et unique intérêt de tous ces régimes est de nous rappeler de varier notre alimentation et d'éviter les abus en tous genres, y compris ceux des régimes !

Mais surtout...
Les régimes réducteurs et privatifs ne marchent pas parce qu'il n'est pas dans la nature de l'homme de se priver ni de se sous-alimenter... mais d'expérimenter et de tout faire pour sa survie... dès qu'il manque de quelque chose il cherche (et trouve !) une solution (un aliment) de substitution... l'homme a d'ailleurs fini par l'intégrer jusque dans sa génétique !
De plus... il est curieux ET gourmand !

Au final...
Tous les aliments que l'on nous a retirés de notre alimentation -pour nous faire perdre du poids- ont été réhabilités... sauf le sucre (ajouté) (souvent remplacé par le glucose, autre nom du sucre) que l'on ne mangeait pas il y a 100 ans... et le gras...
Pire encore, tous ces aliments maudits présentent maintenant un intérêt alimentaire... et diététique... Bravo messieurs-dames les spécialistes !
Si cela n'était pas la si triste réalisation d'un échec retentissant nous serions tous morts de rire !

Tous les régimes partiels (hanches, ventre, cuisses, homme, femme, été, hiver, 20 ans, 50 ans, grossesse, tabac, la liste est aussi longue que vous voulez...) reprennent les éléments ci-dessus avec plus ou moins de frivolités et les mêmes contraintes et... les mêmes résultats à l'arrivée.

Au passage, je vous invite à noter le peu d'imagination des fournisseurs de régime qui se copient les uns les autres en s'écriant *'Eurêka !'* et prônent la révolution alimentaire et la mort aux graisses... et pourtant continuent de vendre des millions.
Certains d'entre eux sont même en surpoids évident !
Quand allons-nous enfin comprendre ?

Aujourd'hui, la tendance est à l'alimentation variée sans élimination totale et l'apport plus que le retrait...
Mangez des fruits et légumes 5 fois par jour... un défi voué d'emblée à l'échec... car il implique une logistique énorme et la plupart d'entre nous sommes en fait très primaires et nous acharnons sur une gamme de très peu de variété...

Ma conclusion a été jusqu'à compiler en une seule toutes ces recettes miracles des régimes sans y voir le moindre changement. J'ai été végétarien la moitié de ma vie sans y voir la moindre différence dans les conséquences sur mon corps.

#aliment, #bénéfice, #coût, #docteur, #guéri, #mincir, #maigrir, #nutrition, #poids, #rapport, #recette, #régime, #santé, #nourriture, #sport,

Jesse CRAIGNOU

Et aujourd'hui encore tous ceux qui me donnent conseil n'ont jamais écouté mon histoire ni essayé le millième de ce que j'ai pu faire... Qui est le plus spécialisé ? Lequel est le mieux placé pour parler régime ?

J'ai eu une expérience en la matière plus longue que la carrière... que n'importe lequel de tous les médecins que j'ai rencontrés ! Quelquefois je les cumule...

Malgré leur approche spartiate et sans concessions, aucun de ces régimes à ce jour n'est réputé pour apporter une solution efficace à long terme...

#aliment, #bénéfice, #coût, #docteur, #guéri, #mincir, #maigrir, #nutrition, #poids, #rapport, #recette, #régime, #santé, #nourriture, #sport,

page 29 sur 80

Les Plats Préparés

A propos d'alimentation, **abandonnons tous les plats préparés**…
Ils cumulent tous les défauts…
Chers, trop petits pour apporter la satiété, mal équilibré, trop salés, trop sucrés, sans goût et manque d'ingrédients… et ils n'apportent aucune satiété… Beurk !

Et la chronique récente de la fraude alimentaire sur les contenus des viandes n'a fait que révéler une dimension supplémentaire à l'horreur…

Il est si simple, rapide et… jusqu'à 6 fois moins cher de préparer ses propres repas… même pour ceux qui n'ont jamais cuisiné !

#aliment, #bénéfice, #coût, #docteur, #guéri, #mincir, #maigrir, #nutrition, #poids, #rapport, #recette, #régime, #santé, #nourriture, #sport,

page 30 sur 80

Jesse CRAIGNOU

Les Aliments Miracles

Après les régimes miracle, les aliments miracles…

On en voit qui surgissent de partout… et chacun a le sien !

L'ananas
L'artichaut
Le café
Le citron
L'eau
Le hoodia
Le maca
La pomme
Le thé (vert)
Pour n'en citer que quelques uns… de toutes façons, il y en a toujours un nouveau…

A part le fait qu'il faudrait en consommer des quantités astronomiques, la surconsommation de certains aliments sans sommation peut être néfaste…
Le café et le thé sont des excitants, le citron peut nuire à la dentition, l'eau peut causer des dommages irréparables aux reins et au foie, etc…

Dès qu'on soumet le corps humain a un changement, il répond… et souvent en faisant perdre du poids… avec le même effet que les régimes… que ces démarches dictent également… la lassitude n'est pas loin… et le retour des kilos non plus…
Les résultats ne sont hélas qu'éphémères…
Le corps humain a toujours au moins un minimum de réserve de graisse… c'est un processus naturel… et c'est cette graisse qui part en premier à chaque changement d'alimentation ou régime… c'est l'argument sur lequel s'appuient tout le corps médical et les nutritionnistes… sans autre fondement…

On n'a jamais pu expliquer non plus pourquoi certains mangent n'importe quoi en n'importe quelle quantité et leur poids ne varie jamais… idem pour d'autres qui mangent très peu et d'autres encore qui mangent comme des ogres ! Mon frère ne fait qu'un seul repas par jour depuis 15 ans… et fait le même poids que moi… donc un surpoids de 40 kilos !

Les aliments miracles n'existent pas plus que les régimes miracles…
Là encore… si l'aliment miracle existait cela se saurait !

#aliment, #bénéfice, #coût, #docteur, #guéri, #mincir, #maigrir, #nutrition, #poids, #rapport, #recette, #régime, #santé, #nourriture, #sport,

Jesse CRAIGNOU

Le Jeûne

Selina pèse 140 kilos... et, depuis plusieurs mois qu'elle va à la piscine tous les jours faire ses 100 longueurs, elle ne voit toujours pas de baisse pondérale...
Elle découvre le jeûne et s'accroche deux jours par semaine... pour voir rapidement son poids tomber de plusieurs kilos par semaine... en retrouvant la forme... un an plus tard elle affiche un nouveau corps... 40 kilos en moins et une super forme... elle n'a jamais eu autant d'énergie... elle continue pourtant estimant qu'en ce début d'année elle peut encore en perdre 30 avant l'été...

Décrié par tant, acclamé par d'autres... aux deux extrêmes de l'alimentation raisonnée et de l'alimentation, le jeûne refait surface régulièrement avec les effets que l'on connaît... fonte comme neige au soleil et retour des kilos perdus au final...

Il en existe plusieurs formes... entre le jeûne total pendant une période limitée... le jeûne raisonné 1 ou 2 jours par semaine... le jeûne de solide en faveur du liquide... le jeûne 1 semaine par mois par trimestre ou par an... l'idée retient la privation et la restriction alimentaire qui fait florès dans les régimes traditionnels mais cette fois concentrée... attention à ne pas vous laisser dépasser par votre jeûne !

À ceux qui s'y tiennent, et qu'à cela ne tienne, le jeûne raisonné permet de retrouver les sensations et les limites de son corps et du métabolisme... pour autant, ceux qui le pratiquent eh dehors d'un ascétisme finissent par l'abandonner et retourner à leur condition première...

Le jeûne peut être ascétique accompagnant une discipline spirituelle ou salutaire... les effets en sont les mêmes si ce n'est que l'ascète entretiendra son jeûne.

Les détoxifiants et dépuratifs peuvent être rangés au même rayon... ils n'ont, sur la perte de poids, aucun effet durable désirable... et d'ailleurs, au chapitre de l'élimination, il semble que l'homme et la femme soient naturellement inégaux... l'homme va généralement à la selle bien plus souvent que la femme sans que cela semblent impacter leur physique, leur santé ou leur poids... même en prenant des suppléments pour éliminer et mangeant quantités de fruits et légumes !

Toujours au chapitre de l'élimination et de la métabolisation, nos selles ne semblent pas en rapport avec notre apport alimentaire et nutritionnel... même la même nourriture sur la même personne !
J'avais 21 ans quand j'a été diagnostiqué pour avoir un métabolisme lent... mon médecin m'a alors prévenu que je devrais toujours faire du sport... car c'est le seul moyen de l'accélérer... le revers de la médaille c'est que s'il est vrai que le sport ou l'activité physique ont pour bienfaits d'accélérer le métabolisme ils ont aussi pour effet de l'entraîner à réagir en demandant un entraînement incessant et accru... faute de quoi le corps emmagasine tout ce que la perte d'activité n'élimine plus !

#aliment, #bénéfice, #coût, #docteur, #guéri, #mincir, #maigrir, #nutrition, #poids, #rapport, #recette, #régime, #santé, #nourriture, #sport,

L'Exercice et le Sport

Vous trouverez là deux écoles...
Les inconditionnels voire les Spartiates qui vont mettront systématiquement au sport...
Et tous ceux qui vous diront que le sport ne fait pas maigrir...
Et les 2 de contredire chacun l'autre...

L'exercice est toujours bénéfique et pour plusieurs raisons... Entretien du corps et de la forme générale, socialisation, découverte...

Le régime sportif, de l'exercice et le sport conditionné ont les mêmes défauts que le régime... ils ne sont pas naturels, sont souvent rébarbatifs et lassent très vite...

Tout comme Selina, Beverley s'affame pendant des mois... et va depuis des années à la piscine faire ses 100 longueurs... et rentre à la maison avec son surpoids habituel...
Et tout comme Beverley, Céline fait du jogging et fait toutes les courses et les marathons à sa portée... pour rentrer chez elle également avec tout son surpoids habituel...
Rachelle a longtemps vécu de sa passion, la danse, qui l'a promenée au tour du monde, au fil des spectacles... mais ses 2 maternités ont eu raison de sa silhouette qu'elle évite d'afficher en public depuis qu'elle a pris 30 kilos qui s'accrochent désespérément à elle... quoi qu'elle fasse pour s'en débarrasser...
Comme Rachelle, Lina a fait ses exercices pendant plus de 30 ans devant sa télé avec Jane Fonda... peine perdue qui bat maintenant en retraite devant son surpoids inexorablement bien installé...

Ma mère a fait du sport pendant toute sa jeunesse, jusqu'à 30 ans passés des exercices de gym tous les matins... et du régime... pour voir ses kilos lui tenir et s'accrocher... cramponnés qu'ils étaient à son corps...

Les Pilules, les Poudres et les Formules Magiques...

Aux régimes alimentaires s'ajoutent tous les corollaires prétendus vous aider à perdre du poids, éliminer, détoxifier, affiner, repulper, sculpter, ...

On y trouve pêle-mêle toutes les poudres de Perlin Pimpim, pilules, tisanes, additifs alimentaires et autres crèmes...

Les remèdes miracles, les plantes, les fruits qui vous promettent de contrôler, de baisser le poids, d'éliminer eau et graisses. Il en sort de nouveaux en permanence. En fait les résultats prétendus restent impossibles à montrer ou même démontrer quand ils ne sont pas totalement absents. L'espoir s'envole vite et les ventes retombent aussi vite qu'elles sont montées...
Dans les meilleurs des cas, il faudrait en consommer des quantités astronomiques pour observer un minimum de réaction et là on risque les effets indésirables voire nocifs.
Boire du thé vert ferait maigrir mais il faudrait en boire 80 litres par jour ! Sans parler des problèmes de reins et de rétention d'eau.

Quant à moi, j'en ai énormément essayé sans constater le moindre changement, la moindre différence... sauf sur mon compte en banque !
Aucun salut de ce côté-là non plus...

Certains peuvent être dangereux tels l'allì... aux effets indésirables plus que rédhibitoires... pour le moins...

Les industries pharmaceutiques, chimiques, cosmétiques et agroalimentaires nous font avaler toutes sortes de produits et de couleuvres... à dessein de nous faire consommer... sous prétexte de s'occuper de notre santé et de notre beauté...
Des produits qui s'avèrent, au fil de temps, dangereux pour la santé... et se voient retirés du marché... avec force procès et tonnerre médiatique (souvent les mêmes médias qui les ont vantés et nous les vendus) !
La médecine et la cosmétique se confondent et s'interchangent pour les bénéfices de certains laboratoires et producteurs... ainsi un produit cosmétique, telle un crème, dont on vante l'absorption n'est plus cosmétique mais médicale par le fait qu'elle pénètre (ce qui est interdit et médical donc doit être validé par l'agence de la santé du pays !).
Je suis toujours choqué de voir de ce que les (surtout) peuvent se mettre sur le corps... avec les produits les plus dangereux (plomb, mercure, and autres concoctions chimiques)...
Mangez des produits frais et sains, si possible vous assurant qu'ils sont produits naturellement et sans produits chimiques.

#aliment, #bénéfice, #coût, #docteur, #guéri, #mincir, #maigrir, #nutrition, #poids, #rapport, #recette, #régime, #santé, #nourriture, #sport,

page 34 sur 80

Le Hoodia, la L-Carnitine et les Brûle-Graisses

Affamant.

Et les effets restent contestés.

Seuls bénéfices la découverte du Hoodia a donné quelques rentes aux pygmées du sud de l'Afrique...

Je les ai tous, tour à tour, essayés avec la seule différence notoire du niveau de la minceur de mon portefeuille !

Sans compter le fait qu'ils dessèchent la peau et les cheveux, rendent les ongles cassants et la cicatrisation pénible, ils nous font vivre avec une faim vorace qui nous tenaille perpétuellement le ventre !

Je comprends que les Chinois qui consomment beaucoup de konjac soient en train de manger en permanence...

#aliment, #bénéfice, #coût, #docteur, #guéri, #mincir, #maigrir, #nutrition, #poids, #rapport, #recette, #régime, #santé, #nourriture, #sport,

page 35 sur 80

Les Médicaments et les Alicaments

Les médicaments se font fort de nous faire croire qu'ils vont tout résoudre… y compris l'élimination de nos graisses rebelles… en fait, en plus de créer des problèmes supplémentaires, ils n'ont toujours aucune solution au problèmes de poids et c'est un problème de taille !

Les médicaments et les alicaments ne font qu'enrichir les labos…

#aliment, #bénéfice, #coût, #docteur, #guéri, #mincir, #maigrir, #nutrition, #poids, #rapport, #recette, #régime, #santé, #nourriture, #sport,

page 36 sur 80

Les Huiles Essentielles

Relaxantes, désinfectantes, détoxifiantes, cicatrisantes, certaines le sont assurément... mais amincissantes et / ou amaigrissantes ? Bof... pas vu plus pris... Elles peuvent relaxer une personne qui utilise d'autres outils et méthodes pour contrôler son poids... et par là apporter un bénéfice...

#aliment, #bénéfice, #coût, #docteur, #guéri, #mincir, #maigrir, #nutrition, #poids, #rapport, #recette, #régime, #santé, #nourriture, #sport,

page 37 sur 80

Les Massages

Les massages peuvent aider à la perte de poids et à l'amincissement dans les cas de blocages des circuits lymphatiques, paralymphatiques, etc... qui occasionnent des blocages de certaines fonctions corporelles pouvant résulter en rétention d'eau, intoxications ou cumul des matières lipidiques...

Pour regarder du côté positif, les massages ont le bénéfice de la redécouverte du corps et des soins du corps avec un profond effet de relaxation tant pour le massé que pour le masseur !

#aliment, #bénéfice, #coût, #docteur, #guéri, #mincir, #maigrir, #nutrition, #poids, #rapport, #recette, #régime, #santé, #nourriture, #sport,

Les Ajustements Ostéopathiques

L'ajustement ostéopathique devrait être une pratique plus courante pour tous… et les bénéfices s'étendent à la perte de poids et l'amincissement pour des raisons proches de celles décrites dans les massages…

Quoi qu'il en soit, les effets bénéfiques de l'ostéopathie sur le corps en général sont indéniables.

#aliment, #bénéfice, #coût, #docteur, #guéri, #mincir, #maigrir, #nutrition, #poids, #rapport, #recette, #régime, #santé, #nourriture, #sport,

page 39 sur 80

Jesse CRAIGNOU

Les Crèmes Amincissantes

Les crèmes amincissantes seraient le remède miracle de la femme consciente de sa cosmétique. L'homme y est inscrit à présent. Mais on nous présente toujours des mannequins proches de l'anorexique et nous annonce une perte proche de la décimale souvent si accompagnée d'un régime alimentaire... Pourquoi acheter la crème ?

Leur seul bénéfice est le massage et la conscience du corps.

#aliment, #bénéfice, #coût, #docteur, #guéri, #mincir, #maigrir, #nutrition, #poids, #rapport, #recette, #régime, #santé, #nourriture, #sport,

page 40 sur 80

Jesse CRAIGNOU

La Thalassothérapie et la Cure

La thalasso apporte sûrement des résultats mais qui restent loin de ce que l'on peut en attendre. Pour autant les bénéfices sont assimilables à ceux de tous les soins massants, shiatsu, etc... même si les indications individuelles de bases en sont différentes, voire éloignées au départ...

#aliment, #bénéfice, #coût, #docteur, #guéri, #mincir, #maigrir, #nutrition, #poids, #rapport, #recette, #régime, #santé, #nourriture, #sport,

page 41 sur 80

Jesse CRAIGNOU

Les Apôtres de l'Ascétisme Sportif

Le sport entretien la forme quand il n'est pas pratiqué à outrance et permet un contrôle avec maintien du poids en aidant à éliminer eau, graisses et sucre...

Mais pour ceux que la nature pousse à la surdimension corporelle, l'échéance n'est souvent que repoussée d'autant !

En passant, on ne répètera jamais assez que la pratique régulière, voire intensive, d'un sport doit se faire sous un minimum de suivi médial...

#aliment, #bénéfice, #coût, #docteur, #guéri, #mincir, #maigrir, #nutrition, #poids, #rapport, #recette, #régime, #santé, #nourriture, #sport,

page 42 sur 80

Jesse CRAIGNOU

L'Analyse Psychologique

Les raisons de l'obésité ne sont pas toujours métaboliques… mais diabolique…
Elles peuvent trouver leurs sources dans un événement de la vie du régimant… et lorsque l'abcès est crevé le patient retrouvera une ligne naturellement équilibrée sous autre forme de procès ni d'effort…

#aliment, #bénéfice, #coût, #docteur, #guéri, #mincir, #maigrir, #nutrition, #poids, #rapport, #recette, #régime, #santé, #nourriture, #sport,

page 43 sur 80

La Médecine

Là encore, j'ai vu mes parents sous médication toute leur vie !

Tous les repas étaient l'étalage d'une pharmacie envahissant de plus en plus la table commensale et, loin de diminuer avec le temps, la liste n'a fait que s'allonger allongeant par là même le cortèges des effets secondaires et la liste des médicaments gérant ces effets subséquents.

Un jour, je rencontre mon premier cardiologue qui m'établit une longue ordonnance... Je lui demande combien de temps je dois prendre ces remèdes. *'À vie !'* me répond-il avec un air magistralement suffisant... Je lui réponds qu'il ne me soigne pas mais me drogue à vie... sans espoir de rémission ni de guérison. Le remède est pire que le mal. Silence... La superbe du spécialiste n'a pas de réponse à ma pertinence.

Je parle d'un enfant qui n'a jamais vu ses parents vivre sans médicaments ! Comment peut-on y croire ?

La médecine qui, pour moi, devait assister le corps à recouvrer le mieux-être, a fini par s'y substituer et l'aliéner.

Les médicaments n'ont pas la réponse non plus ! Alli et Acomplia d'abord acclamés et accueillis tel le messie se sont vu rapidement décriés pour leur manque de tenir leur promesse et les effets secondaires. *'Et ce sont des médicaments préventifs donc à vie et pour des gens qui ne sont pas malades mais pourraient l'être'* (Dr Even) mais peut-être ne le seront jamais !

#aliment, #bénéfice, #coût, #docteur, #guéri, #mincir, #maigrir, #nutrition, #poids, #rapport, #recette, #régime, #santé, #nourriture, #sport,

page 44 sur 80

Jesse CRAIGNOU

La Chirurgie

La chirurgie, bien coûteuse si elle n'est pas prise en charge par la caisse d'assurance maladie, propose une solution radicale et souvent définitive à la surcharge pondérale... la prise en charge peut prendre jusqu'à 2 ans d'attente et de suivi... et en verront certains s'impatienter... alors qu'ils ont déjà du patienter la plupart, sinon toute, leur vie... d'autant plus que la prise en charge n'est pas garantie au final...

La chirurgie a dans son catalogue l'anneau gastrique, le bypass, et le (ou la) sleeve... l'anneau gastrique met en place un rétrécissement programmé de l'estomac, le bypass contourne l'estomac et le sleeve une substitution de l'estomac...

Ma sœur Arielle a fini par passer sur le billard et, par le bistouri et la magie d'un bypass, a fondu des 2/3 de son (sur)poids...

Carole après 2 années d'un suivi médical, nutritionnel et psychologique intensif a fini par être acceptée et attend impatiemment l'opération qui lui réduira, ou échangera contre une sleeve, son estomac... elle ne pourra plus manger que l'équivalent d'un yaourt et demi par repas et fondra comme neige au soleil... après quelques opérations de chirurgie esthétique, elle pourra prétendre à une vie 'normale'...

Le souci avec cette chirurgie réparatrice c'est qu'elle ferait des dégâts ailleurs... il est maintenant question du gras profond... le gras s'installe au plus profond des muscles et serait pratiquement indélogeable... on creuse encore...

La dernière, la seule porte de salut quand on a tout essayé...
Je dirais qu'il faut bien s'assurer que c'est la seule, et la meilleure solution, et qu'elle doit être pratiquée par un expert du sujet.
La chirurgie présente l'avantage de rechercher les causes mécaniques des dysfonctionnements et de les réparer à sa manière... apportant une solution à long terme sans les inconvénients souvent d'une aliénation chimique... sans laisser le bénéficiaire en sortir toujours indemne... on connaît aujourd'hui des conséquences psychologiques peu joyeuses... même si la plupart s'en tire plutôt bien...

Sans rapporter ici tous les inconvénients et les dangers du sport pratiqué à outrance avec ou sans surveillance, des sportifs recourant aux substances dopantes... et le fait que la plupart des sportifs à la quarantaine atteignent un poids qui flatterait les peintres des agapes botériennes.

La plupart des régimes raisonnables proposent une rééducation alimentaire qui peut être désirable... accompagnée d'une (re)découverte des aliments et du plaisir de manger varié.

Et pour finir, les promesses des compléments alimentaires et autres recettes miracle tel le régime de la lune, le régime du froid, les régimes des stars, des mannequins, la soupe aux choux, le riz complet, les régimes sans, les régimes avec, etc... n'ont aucun résultat probant à moyen, sans parler de long, terme !

#aliment, #bénéfice, #coût, #docteur, #guéri, #mincir, #maigrir, #nutrition, #poids, #rapport, #recette, #régime, #santé, #nourriture, #sport,

Le corps, quant aux compléments alimentaires, coupe-faim, brûle-graisses, vitamines et autres suppléments, détoxifiants en tous genres, réagit avec ses moyens. Éliminant d'emblée ce qui ne lui convient pas ou encore est en excédant, qui peut nous empoisonner, le tout n'apportant toujours pas de solution. La plupart demandent d'être pris en quantités (g)astronomiques... et sans pour autant apporter la clé au problème de surpoids ni même de santé... même si naturels à l'opposé des offres chimiques...
Il apparaît de plus en plus que ces effets, quand ils existent, et si minimes soient-ils, s'évaporent avec l'avancée en âge...

De plus en plus d'études, et de plus en plus souvent, dans de plus en plus de pays sont faites pour tenter de prouver le bien-fondé de la supplémentation pour prouver... qu'elles ne servent, au mieux, à rien...
Je le les lis toutes depuis plus de 30 ans... et finis par m'en amuser...

Toute quantification est facteur d'incitation à consommer plus... Affamer revient à inciter à manger !

Le 8 avril 2011, sur RTL, le docteur Salman le répétait : 95 % des gens qui font un régime reprennent leurs kilos et au-delà dans les semaines qui suivent !
Et la médecine nous met toujours au régime !!!

Alors de plus en plus de pénitents et de médecins ont recours à la chirurgie... qui semble donner de bons résultats mais impose elle aussi une autre hygiène de vie... les sleeves et les bypasses imposent une réduction colossale du bol alimentaire... et de l'ingestion... proportionnelle.

Mon conseil serait de bien vous renseigner sur le praticien... ne serait-ce que pour éviter les excès et les abus...

Quel que soit votre problème et votre choix poussez vos médecins dans leurs derniers retranchements sinon ils ne feront rien que vous remettre au régime...

#aliment, #bénéfice, #coût, #docteur, #guéri, #mincir, #maigrir, #nutrition, #poids, #rapport, #recette, #régime, #santé, #nourriture, #sport,

Jesse CRAIGNOU

La Cellulite

La cellulite est un procédé naturel qui permet à l'homme et à la femme de stocker en période faste pour déstocker en cas de disette... ce qui implique également qu'en vous mettant au régime vous risquer d'appeler votre métabolisme à retenir une grande ce que vous mangez... et vous faire... grossir... sinon maintenir votre poids... comme le veut la nature...
On peut la traiter on ne pourra pas s'en débarrasser...

Le palpé roulé a vraiment un effet avéré mais pas durable. Le soin doit être entretenu et répété.

La cellulite peut être résolue, au moins en partie, par la chirurgie...

#aliment, #bénéfice, #coût, #docteur, #guéri, #mincir, #maigrir, #nutrition, #poids, #rapport, #recette, #régime, #santé, #nourriture, #sport,

Jesse CRAIGNOU

Nature de Gros, Nature de Mince - Kilos de Plume, Kilos de Plomb

Enfant, je voulais devenir chirurgien esthétique... et je n'ai jamais cessé d'observer les corps de tous âges et de tous types.

Au fil de mes observations, j'ai remarqué qu'il y a des types physiques qui sont minces et qui ne grossissent pas, qui restent minces quoi qu'il arrive, quoi qu'ils fassent, quoi qu'ils mangent et quoi qu'ils ne mangent pas.

Il en reste vrai que, quelle que soit notre physionomie, il y tant des choses qui ne changeront jamais... ainsi, même en ayant perdu 30 kilos, mon ossature restait la même et je devais faire avec mes bases...

Il est des gens avec des ossatures de minces... et des gens avec des ossatures de gros ! Les gens longilignes resteront généralement minces et les gens brévilignes grossiront... les visages montrent la même chose !

De même, j'ai toujours été considéré comme gros... alors que je ne l'étais pas... d'autres, faux maigres, sont toujours considérés comme maigres... alors qu'ils ne le sont pas !

Le sex symbol Marylin Monroe taillait du 42 !   Aujourd'hui personne ne la regarderait...

Quant aux sensations de satiété ou pas... combien de gens très minces se sentent souvent lourds... et combien de gens obèses se sentent en permanence légers... à me regarder tous les médecins et nutritionnistes s'imaginent que je m'empiffre en permanence alors que je ne mange ni ne grignote entre les repas et suis très vite rassasié... avec beaucoup moins que mes convives à table !

Nous avons tous notre type et notre style... et trop souvent nous voulons nous conformer aux standards que nous imposent tour à tour, quand ce n'est pas en même temps, l'industrie de la mode, l'industrie de la cosmétique et l'industrie agroalimentaire... nous sommes sacrifiés –ou nous nous sacrifions- aux canons de la soi-disant beauté... qui n'existe pas... mais en dessous, au fond de nous-mêmes, nous restons nous !

Finalement, devenu coiffeur à l'âge adulte, j'ai remarqué, puis appris, qu'il y a des types de plantes de cheveux qui ne tombent jamais... tout comme il y a des cheveux qui frisent et d'autres pas, des peaux qui bronzent et d'autres pas... et des corps qui ne font que du muscle... quand d'autres ne semblent fabriquer que de la graisse...

Et rien de ce qui nous est proposé pour y remédier n'a vraiment d'effet à long terme, contrairement à ce qui nous est vanté.

Nous avons tous vu, surtout à Paris, tous les SDF qui squattent dans une station de métro ou sous un abri de fortune en groupe ou isolés... ils sont 'logés à la même enseigne' et suivent le même régime... pour autant ils ont tous des physionomies et des silhouettes de la plus grosse à la plus mince ! Mais on n'a jamais reproché à un(e) mince ou un(e) maigre qui s'empiffre et / ou a une alimentation aberrante d'être mince ou maigre !

#aliment, #bénéfice, #coût, #docteur, #guéri, #mincir, #maigrir, #nutrition, #poids, #rapport, #recette, #régime, #santé, #nourriture, #sport,

Jesse CRAIGNOU

On ne dit jamais que la plupart du cholestérol dont nous souffrons est celui que nous produisons... et non pas les graisses que nous ingérons !

On ne cesse de nous répéter que le cholestérol est la résultante d'une inactivité physique, d'une alimentation trop riche en sucres, graisses et alcool... alors qu'on vient de retrouver des traces athérosclérose et de cholestérol dans les corps de momies égyptiennes et sud-américaines... il ne peut donc s'agir de notre alimentation aberrante ou d'inactivité !

Un régime est généralement inefficace et pour cause...

Ma nièce à Hong Kong est une beauté !

Elle a la petite stature des Chinois... quand ses parents et son frère aîné affichent un gros surpoids... et puis voilà qu'à 8 ans elle enfle comme un ballon pour suivre la silhouette des siens... sans autre forme de procès...

En 2014, une étude menée par l'Université de Stanford a constaté que l'apport calorique journalier des Américains n'avait pas changé depuis les années 1960... et que si les cas de surcharge pondérale augmentaient de plus en plus, cela était dû à une diminution considérable de l'activité physique quotidienne... pourtant...

À 25 ans, Andrew fait la taille de 3 adultes... il est pourtant un professeur de sport très apprécié depuis plusieurs années dans son club du nord de l'Angleterre...

Martine, à 32 ans, est une petite crevette hyperactive et un boute-en-train.

Un jour que je la sers, elle m'annonce qu'elle est au régime sans graisses. '*Eh oui,* soupire-t-elle, *je pèse 37.5 kilos et je suis au régime c'est incroyable et pourtant...*'

Alice, à 35 ans, a fait de la course à pied pendant des années, enchaînant entraînements et compétitions à en perdre haleine. Affichant, comme sa jumelle rebelle au sport, une carrure plantureuse retenue entre ses taquets au prix d'un régime alimentaire draconien.

Anne, à 37 ans passés, a fait elle aussi tous les régimes et son corps persiste à revenir à son surpoids classique. Elle n'a jamais fait d'excès et son alimentation n'est pas aberrante. C'est elle qui n'avait mis à Montignac... et nous avions tous les deux décollé... un temps...

Céline, à près de 40 ans, a cessé de fumer il y a 2 ans et pour compenser s'est mise au sport en intensif... course à pied, marathons et piscine sont au menu plusieurs fois par semaine... elle a pourtant gardé ses formes généreuses qui refusent de la quitter...

L'exercice physique est sûrement la réponse pour certains... mais pas pour tous... et on sait que les sportifs professionnels prennent généralement beaucoup de poids quand ils se retirent... car leur corps, habitué à surproduire pour répondre aux efforts, continue même que l'effort est réduit...

Ma cousine Nathalie avance à pas lents vers ses 50 ans... et traîne toujours un excès de bagages de plus de 30 kilos... depuis plus de 25 ans... il s'est avéré qu'elle

#aliment, #bénéfice, #coût, #docteur, #guéri, #mincir, #maigrir, #nutrition, #poids, #rapport, #recette, #régime, #santé, #nourriture, #sport,

s'est fait vomir pendant plus 10 ans sans perdre un gramme de toute cette décennie !

Patrick, à cinquante ans passés, garde un look d'adolescent du haut de ses 1, 85 mètres et taille toujours le même 36 qu'il y a 35 ans quand il travaillait comme maître nageur... quoiqu'il mange il ne prend pas un gramme ! Mais son cholestérol est sous haute surveillance car en excès... même s'il consomme avec modération et léger.

Un professeur de la célèbre école de danse de l'Opéra de Paris le répétait dans une récente interview : '*On recrute d'abord les formes longilignes... ce sont celles qui ont tendance à ne pas s'épaissir...*' CQFD...
Une chose que j'avais déjà remarquée à l'adolescence...

À ce jour, nul médecin, ni scientifique n'a cherché à comprendre comment le corps gère ses ressources et son poids... aucun médecin ne nous demande nos antécédents, notre alimentation avant de nous couper les vivres !
Ce qui représenterait un progrès face aux accusations et blâmes auxquels les patients doivent s'entendre adresser.

Quant à la nature, on nous exhibe, tels des monstres de foire, des gens qui mangent des kilos de métal... que leur corps métabolise... sans aucune conséquence d'aucune sorte si ce n'est qu'ils semblent presque s'en porter mieux...
Combien de temps faudra-t-il encore pour que la science s'intéresse à leur cas ?

Pourtant la science sait tant de choses... des choses qu'elle ne cesse de nous répéter... dont elle ne cesse de nous rebattre les oreilles...
Les astronomes nous disent que, dans l'univers, le poids peut varier selon la gravité ou la densité... qu'une pelletée de sable ailleurs peut peser le poids d'une montagne... alors pourquoi pas sur terre... pourquoi pas l'homme ?

#aliment, #bénéfice, #coût, #docteur, #guéri, #mincir, #maigrir, #nutrition, #poids, #rapport, #recette, #régime, #santé, #nourriture, #sport,

Jesse CRAIGNOU

Le Cholestérol

Le cholestérol est le chéri du corps médical... et ça marche à tous les coups ! Jackpot ! Les labos applaudissent en chœur des deux mains et des deux pieds...

L'évolution scientifique et la recherche nous montrent de plus en plus que l'homme a tendance à avoir de plus en plus de cholestérol... d'une matière statistique majeure horizontale (répandue à l'ensemble de la société) là où nous en constatons de plus en plus en nous rapprochant de l'homme moderne...

Le cholestérol étant produit par le corps et non tant absorbé dans les aliments (celui-ci le corps l'élimine) il serait plus qu'intéressant d'en étudier les causes... plutôt que les conséquences... plutôt que de nous soumettre au régime systématiquement avec les pauvres résultats que l'on sait... régime qui ne donnera aucun résultat vu que le cholestérol qui encombre notre corps ne vient pas de notre alimentation !

Aux dernières nouvelles, le cholestérol est une production normale de notre métabolisme... qui sert à colmater nos veines et vaisseaux sanguins qui s'appauvrissent et se fissurent avec le temps... seulement il arrive que notre production s'envole...

D'ailleurs, parlant des médecins, aucun n'a été capable de donner un vrai traitement ou conseil !
S'ils se contentent de répéter les mêmes litanies... les médecins ne semblent toujours pas s'accorder sur les régimes et les démarches à suivre... ils ne savent pas non plus proposer de démarche personnalisée... comme je le disais plus haut aucun ne vous demande plus d'historique ni vos antécédents familiaux... comme il se faisait dans le passé et sauf si vous ne les harcelez aucun ne prendra l'initiative de vous donner un renseignement pertinent en relation à votre propre cas... Lamentable !

#aliment, #bénéfice, #coût, #docteur, #guéri, #mincir, #maigrir, #nutrition, #poids, #rapport, #recette, #régime, #santé, #nourriture, #sport,

Quantité

A 25 ans, quand j'allais à la pizzeria, je mangeais une énorme salade, une pizza et un dessert arrosé d'une carafe de vin rouge et d'une demi minérale gazeuse suivis d'un expresso... et je ne grossissais pas d'un gramme !
Aujourd'hui, je mange une pizza et une demi minérale gazeuse et j'explose !

Dans les années cinquante et soixante, Diana DORS (que les Français avaient rencontrée dans *Allez France !*) est la Marylin MONROE anglaise... et une énorme star du cinéma britannique.
Blonde plantureuse sans excès, elle affiche une taille de guêpe... sans jamais souffler mot au monde qu'elle s'affame en permanence... jusqu'au jour où, lasse, elle décide de vivre une vie normale et enfle jusqu'à devenir énorme... loin des standards de la silhouette et de beauté qu'elle avait contribué à imposer.
Elle mourra relativement jeune, énorme, malade et malheureuse.

La plantureuse et sculpturale Anita EKBERG (Miss Suède ne 1950)a fait rêver des générations... sa scène dans la Dolce Vita avec son inimitable '*Marcello*' restera pour toujours dans les classiques... portée à la vue du monde entier par son rôle avec Marcello Mastroianni (dont la scène dans les Fontaines de Trevi restera à jamais dans les annales du cinéma), passera sa vie d'un régime à l'autre (elle fera même les campagnes de pub d'un méthode d'amaigrissement)... pour finir en surpoids imbattable qui l'a vue gagner quelques batailles... mais perdre le combat...

Comme elles, Nelly, Catherine, Olivier, Jean-Cyrille, Patrick et tant d'autres... se sont battus de longue haleine... pour en arriver au même résultat : aucun résultat !

Tous les régimes qui incitaient au rationnement des portions... ont depuis longtemps abandonné cette idée...

Finalement, je change de médecin généraliste… mon nouveau médecin fait le point sur mon parcours et me demande mes antécédents génétiques ! Mes parents, ma famille, etc… c'est la première après une quinzaine de médecins !

Elle me confirme également ce que j'avais toujours su : *Tous les gens avec des problèmes cardiaques prennent du poids !* (2 ans auparavant j'avais failli mourir d'un œdème pulmonaire massif… et fait un coma)… Alors que tous les autres m'avaient dit le contraire… et accusé de ne pas leur avouer que je m'empiffrais !

#aliment, #bénéfice, #coût, #docteur, #guéri, #mincir, #maigrir, #nutrition, #poids, #rapport, #recette, #régime, #santé, #nourriture, #sport,

Jesse CRAIGNOU

Alimentation et Evolution

Il est clair aujourd'hui que notre alimentation est aussi le fruit de notre évolution et il en va de même pour la manière dont notre corps intègre ou supporte notre nourriture...

On nous dit ce qu'il ne faudrait pas manger mais personne ne nous dit ce que nous devons manger...

Ainsi l'homme de Neandertal aurait eu plus de ventre que l'homme moderne... jusqu'à ce qu'il mange la viande cuite... ce qui semble s'appliquer à mon régime végétarien qui me faisait gonfler en permanence... enflure qui a perduré jusqu'à ce que je remange de la viande au bout de 20 ans ! Souvenons-nous que le charbon (en petite dose) est bénéfique au système digestif et intestinal...

La nature reprend ses droits.

Nous avons tendance à être plus gros l'hiver et plus mince l'été.

Après une liposuccion la graisse revient... à un autre endroit en proportion égale...

Les préceptes de
- Alimentation & santé, forme
- Exercice physique intense
- Standard de la beauté et du bien portant

Sont à revoir intégralement... sinon à abolir...

J'ai vu des gens toute ma vie passer leur vie au régime.

Ne pourrait-on admettre qu'il y a tout simplement des hommes et des femmes qui ont d'autres tailles... d'autres formes ? Tout comme il y a eu des hommes et des femmes d'autres branches qui ont survécu ou disparu de la surface de la terre ou ont été éliminés... Des hommes et des femmes d'autres types et d'autres couleurs...

Ne devrait-on pas revoir nos critères de la forme et de la santé ? De la beauté ?

Par ailleurs, nous savons également que la mithridatisation permet aux insectes d'évoluer rapidement en développant de nouveaux talents et de nouvelles résistances... les fourmis et les termites excellent dans l'art de former toute une colonie segmentée et régimentée d'individus extrêmement variés selon l'utilité requise par la communauté... et toutes les races de chiens sont issues d'un seul et même loup !

Ceci est également vrai pour les humains !

La différence, en tout cas celle remarquée chez l'homme, est que l'évolution se fait rapidement... mais que le retour en arrière est très lent et très long... quand il se fait... mais ne semble pas se faire souvent...

Il semble que notre évolution soit programmée à sens unique... avec les avantages et les inconvénients que cela nous impose... ainsi les nouvelles 'acquisitions' humaines ne seraient pas toutes en faveur de la minceur...

Imaginons un instant que la gravité terrestre diminue... et qu'il faille aux humains s'alourdir pour pouvoir continuer de vivre sur Terre... et de jouir pleinement de notre vie ici...

Une idée qui reste à creuser...

#aliment, #bénéfice, #coût, #docteur, #guéri, #mincir, #maigrir, #nutrition, #poids, #rapport, #recette, #régime, #santé, #nourriture, #sport,

Examen de la Thyroïde

Avant toute chose, il serait bon de faire un examen de la thyroïde, des intolérances alimentaires et tout ce qui peut révéler une cause ou une origine corollaire à une prise de poids... ce qui ne semble jamais être proposé...

A chaque fois que je l'ai demandé à un membre du corps médical, ma suggestion a été ignorée...

#aliment, #bénéfice, #coût, #docteur, #guéri, #mincir, #maigrir, #nutrition, #poids, #rapport, #recette, #régime, #santé, #nourriture, #sport,

page 55 sur 80

Jesse CRAIGNOU

L'héritage Génétique

Aucun régime ne prend l'héritage génétique en compte.
Aucun régime n'a de succès sur le moyen terme.
Tous les régimes font maigrir puisque le fait de changer d'alimentation fait maigrir sur une courte période mais 95 % des gens qui suivent un régime reprennent le poids qu'ils ont si laborieusement perdu… voir bien au-delà !
Les seuls qui ne reprennent pas sont ceux qui étaient en aberration alimentaire et ont appris à manger plus équilibré…

Aucun régime ne saurait s'appliquer à tous.
Sur la tête d'un individu, les cheveux ne poussent pas tous à la même vitesse… ni même chaque cheveu individuellement…

La génétique fait de plus en plus de progrès et de plus en plus vite.
Elle a su nous montrer que la nature est là et que la nature reprend toujours ses droits…

On a cru dans les années 90 à voir certains de nos enfants grandir au-delà de la moyenne… surtout en France… où on a finit pour avoir cru détecter que la surconsommation d'antibiotiques si chers aux Français en était la cause… et puis, au final, on s'est aperçu qu'il ne s'agissait pas tant d'une croissance due à la croissance… mais qui n'affectait pas tout les enfants et bien loin de là et que pour autant il restait une proportion égale de gens qui restaient dans des tailles plus basses…
Les antibiotiques ont la fâcheuse habitude d'inhiber les hormones de régulation de la croissance contre les hormones de croissance… ce qui peut conduire à d'autres problèmes de santé par ailleurs…

#aliment, #bénéfice, #coût, #docteur, #guéri, #mincir, #maigrir, #nutrition, #poids, #rapport, #recette, #régime, #santé, #nourriture, #sport,

Jesse CRAIGNOU

Le Coût des Soins et de la Santé

Tout patient hospitalisé se voit soumis d'entrée de jeu à un régime alimentaire 'adapté'… mais quand on opère un patient dont il est évident que le surpoids est cause de troubles de la santé de manière flagrante, on ne lui fait pas subir la liposuccion ni l'ablation lipidiques qui, au minimum, lui rendrait un confort physique et une meilleure santé…

On le laisse en l'état… en léthargie… avec son problème de surpoids !

La logique voudrait qu'on l'opère de manière à résoudre, sinon totalement, au moins en grande partie, ses problèmes de santé… et le renvoyer au travail où il contribuerait au système de santé… plutôt que de le laisser '*en traitement*' et '*en maladie*' pour le reste de ses jours à grands frais !

Sans parler du fait qu'une telle démarche économiserait des fortunes en soins au pays et libèrerait la CNAM de lourdes tâches redondantes et souvent inutiles…

Un poste de dépenses énorme et croissant tout autant que les problèmes de santé… qui est un véritable tonneau des Danaïdes !

Mais… le Coût des Soins n'est rien comparé aux bénéfices des laboratoires !!!

Ces laboratoires qui produisent des médicaments qui ne nous soignent pas en fait mais entretiennent le mal ! Nous soigner et nous guérir serait leur ruine ! Le plus gros rapport est de nous garder en soins… aussi longtemps que possible…

#aliment, #bénéfice, #coût, #docteur, #guéri, #mincir, #maigrir, #nutrition, #poids, #rapport, #recette, #régime, #santé, #nourriture, #sport,

Jesse CRAIGNOU

Ce qui marche

Tous les spécialistes de la médecine et de la nutrition vous le diront aujourd'hui : *tous les régimes peuvent marcher... un temps. La plupart des gens à un régime ou un autre ont tout repris tout leur poids sinon plus dans les 2 ans...*
Et au-delà trop souvent...
La montagne n'accouche même pas d'une souris !
En septembre 2014, The Journal of American Medicine Association publie une étude montrant que sur 48 régimes suivis par 7 000 personnes pendant 6 mois, le résultat n'était en moyenne que de 2 – 3 kilos...

Et puis, d'ailleurs, quand on parle d'un succès largement médiatisé, on ne parle que une seule personne ! Et jamais de tous les gens en surpoids... c'est tout dire...

J'ai vu des gens du monde entier, manger des cuisines du monde entier, les leurs ou celles des autres, et remarqué qu'au final, il y a très peu de différences... ce qui laisse planer un gros doute sur la pertinence des régimes alimentaires

Une étude d'une université américaine sur 811 testés, divisés en quatre groupes, a montré que quelle que soit la suppression des sucres, des féculents, des graisses ou autre tous les participants ont maigri dans les mêmes proportions... j'ai moi-même fini par utiliser mon corps et mon métabolisme comme laboratoire... et ayant essayé tous les aliments et modes alimentaires j'ai réalisé qu'aucun aliment n'est pire ni meilleur qu'un autre... tant que l'on ne s'alimente pas de manière aberrante...

À part cela, aucun médecin, aucun nutritionniste, n'a jamais contrôlé ce qu'ils prêchent sur le long terme... ni même essayé de voir ce que le contraire du régime pourrait produire... partant du simple principe qu'ils font déjà cela en nous mettant au régime... quant à moi, ni l'un ni l'autre ne semble plus avoir d'effet...

Les seuls gens qui ont réussi à perdre avec tel ou tel régime deviennent des militants repentis. Ils vous jureront qu'ILS ont LA solution et que vous n'avez rien compris au mieux au pire que vous mentez !
Comme tout le monde, ils auront rejoint le gros de la troupe dans quelques mois...

Brigitte, a 25 ans, rêve d'avoir une taille de mannequin... son frère et sa sœur cadets sont plutôt bien faits et avantagés par la nature... sa mère est petite et menue mais il semble que Brigitte est hérité de la génétique pondérale de son père qui est très enrobé...

Frédérique, à 40 ans, a récemment pris 30 kilos en 2 ans...
Elle part suivre son mari à l'étranger pendant 2 ans... et revient en ayant perdu tout son excès pondéral... affichant un look de mannequin !
Elle me dit que la viande étant de mauvaise qualité où elle vivait, elle est passée au poisson et a fondu...

N'ayant aucun résultat d'aucune part, j'ai décidé d'ajouter plusieurs légumes et fruits réputés pour leurs vertus hypocaloriques et leur faculté d'amplifier la perte de

#aliment, #bénéfice, #coût, #docteur, #guéri, #mincir, #maigrir, #nutrition, #poids, #rapport, #recette, #régime, #santé, #nourriture, #sport,

poids... mais à part le plaisir de les manger, je n'ai obtenu aucun résultat... pas la moindre perte de poids...

Gonflé ? Pas gonflé ?

J'ai remarqué que la cuisine que je mangeais, et ce même utilisant les mêmes ingrédients de l'une à l'autre, produisait sur mon estomac un effet qui pouvait aller du tout à son contraire sans transition... avec les effets les plus inattendus sur mon transit...

Les aliments qui me gonflent et ceux qui ne me gonflent pas...

La cuisine russe et indienne me laisse parfaitement comblé sans me gonfler à la limite de m'exploser...

Quelle que soit la quantité que j'en avale, je vais bien... alors que la cuisine nord-africaine me gonfle mais reste très digeste... mais la cuisine asiatique me gonfle mieux et plus vite que l'hélium au point de me plomber...

Curieusement, manger un taboulé me laisse en hyper-déshydratation... quand j'ai une forte propension à la rétention d'eau ! Il y a bien ici un problème de gestion de l'eau...

Et vous ?

Les ingrédients qui s'y trouvent ont sûrement leur part de responsabilité...

Devrais-je me cantonner à manger russe et indien ? Peut-être...

Quoi qu'il en soit nous assimilons toujours mieux la cuisine et la nourriture qui vient de notre milieu... notre métabolisme évolue et s'adapte au fil des générations à ce que nous mangeons... et ce que nous mangeons moins est moins bien et moins assimilé... pour autant, je ne suis ni Russe ni Indien...

La prise et la perte de poids dépendent des bactéries présentes dans l'intestin... nous dit Jeffrey GORDON dans son étude... rien de nouveau ici... et nous recommande moins de sucres et plus de fibres (là encore rien de nouveau)... hélas, il ne donne pas en fait de réponse à la question qu'il expose... mais les régimes riches en fibres ne font pas de bien à tous... et ne font pas toujours maigrir ni mincir... loin de là...

Le meilleur coupe-faim est le détoxifiant telle la tisane de thym...

Il semble que le corps dépollué n'appelle plus les envies irraisonnées de certains polluants ou de certaines aberrations... couplé à l'exercice, cela vous aidera à mobiliser toutes les fonctions, tous les organes et toutes les parties du corps... en aidant à la bonne santé dans le même temps...

Il est sûr que certains produits et régimes, s'il ne donnent pas nécessairement de résultats à long terme, peuvent avoir un effet encourageant depuis les premiers résultats rapides à court terme... et vous font vous lancer dans une activité sportive... qui va vous faire perdre du poids et retrouver la forme !

L'exercice doit être régulier mais n'est pas la clé d'une ligne de sylphe... certains pratiquants ne sont pas minces pour autant... loin de là... et si la marche est très salutaire... en une heure vous perdrez l'équivalent en calories d'un verre d'eau ! Que vous reprendrez an vous désaltérant à l'arrivée...

#aliment, #bénéfice, #coût, #docteur, #guéri, #mincir, #maigrir, #nutrition, #poids, #rapport, #recette, #régime, #santé, #nourriture, #sport,

Jesse CRAIGNOU

Pour autant, la marche est le seul exercice, pratiqué au quotidien, qui apporte la détente d'une part, et fait vraiment perdre du poids... il faut simplement s'assurer de marche 2 à trois kilomètres en une traite... marche ordinaire ou rapide (marche scandinave)... plus que tout autre exercice...
Je recommande de vous débarrasser de votre véhicule autant que faire se peut... d'autant plus que vous ferez de substantielles économies et polluerez moins !

Le régime qui marche n'est pas un régime... c'est de la logique... de la logistique...
Si vous estimez que vous avez une alimentation aberrante et êtes sujet aux excès... éliminez petit à petit les excès que vous constatez... en faisant un bilan de vos habitudes...
Faites l'exercice... cela vous amènera non seulement à éliminer mais aussi vous occuper, et vous occuper de vous, et ne pas penser à manger, ne pas vivre que pour vos fringales et vous vous ferez des amis...

Personne n'est capable de nous dire ce qu'il faut manger ou pas... le débat sur l'alimentation fait rage depuis plus d'un siècle... et les troubles alimentaires et nutritionnels demeurent... et, tous les 10 ans, on nous annonce un nouvel aliment miracle... qui est décrié la décennie suivante !

Les nutritionnistes et les médecins sont revenus sur tous leurs interdits au fil des décennies. La pomme de terre, bête noire à bannir de toute alimentation des années 60 et 70, a retrouvé ces lettres de noblesse dans les années 90, étant même recommandée pour ses fibres !
Ceci prouve bien l'amateurisme dont tous ces gens font preuve... ils n'avaient même pas vu qu'il y a des fibres dans le pain et la pomme de terre !
Interdits qui sont les mêmes quel que soit la maladie... ou, le problème de santé... qu'il soit obésité, cholestérol, ostéoporose, ou autre... ce qui prouve encore qu'il ne saurait y avoir de vérité dans ces interdits... que nos ancêtres mangeaient sans restriction...

Nous savons depuis fort longtemps que notre corps élimine systématiquement tout excès ou tout ce qui ne lui convient pas... c'est dans la génétique et la nature humaine... alors pourquoi pas les excès de poids et de cholestérol ?

Plus l'industrie pharmaceutique et la médecine progressent et plus on retire d'aliments et de médicaments... et plus on réintroduit d'aliments... pour les mêmes raisons qu'on les avait retirés... mais personne ne se préoccupe des additifs des substituts dont on nous gave sous diverses formes pour diverses raisons... y compris les produits cosmétiques qui contiennent des aberrations que nous corps ingère et absorbe par nos pores...

Toute l'industrie de la nutrition repose sur l'excès et l'aberration dans les habitudes alimentaires... et la régulation des ingestions... d'une manière qui lui est favorable... mais nul n'a cherché à savoir si cela en était la cause ! Ce qu'elles ne semblent pas être à l'évidence...

Fuyez d'emblée les plats préparés !
Ils ne proposent qu'une pauvreté nutritionnelle et gustative, substituant aliments et saveurs pour des féculents et sucres lourds chargés de produits synthétiques... les

#aliment, #bénéfice, #coût, #docteur, #guéri, #mincir, #maigrir, #nutrition, #poids, #rapport, #recette, #régime, #santé, #nourriture, #sport,

sandwiches, quant à eux, et surtout en France, sont remplis de beurres et de margarines chimiques... qui sont autant de graisses ! De surcroît, ils sont faits avec des ingrédients bourrés de produits chimiques et de pesticides !

De même, fuyez tous les aliments allégés et sans sucre...
Les aliments allégés contiennent souvent un substitut qui est de l'eau (à déconseiller pour les rétenteurs d'eau)... le sucre est généralement remplacé par d'autres sucres...

Il est facile même pour un novice de se préparer des plats simples et savoureux à bon marché... qui auront des répercussions instantanées et directes sur votre santé et votre portefeuilles autant que sur votre poids !
De même plus le prix de la nourriture que nous achetons est bas... plus la nourriture est trafiquée... et souvent n'en est pas !

Les derniers scandales alimentaires nous le rappellent encore et sans cesse... des viandes et des morceaux qui proviennent d'animaux douteux... et des ingrédients telles de l'os pilé... et pire encore... c'est ainsi que l'on est arrivé à provoquer la maladie de la vache folle... qui avait été prédite un siècle auparavant par Rudolf Steiner !
Et les réglementations américaines et européennes ne font rien pour arranger les choses... à force de régimenter et de retrier des éléments de notre alimentation on en a retiré les valeurs nutritionnelles au péril de notre santé... c'est ainsi que l'on a eu la salmonellose... à laquelle on avait retiré les ennemis naturelles... en lui permettant ainsi de proliférer et de cause une grande et grave épidémie...

Franco-britannique, je me souviens dans les années 70 combien nous trouvions les Britanniques obèses comparativement à la France où la surcharge pondérable était moquée... Le monde anglo-saxon avait déjà adopté les modifications génétiques et la France avait encore une agriculture largement traditionnelle...

Assurez-vous de manger sain !
Vos aliments doivent être des aliments sains... Gare aux OGM (plats préparés et autres en contiennent des quantités)...
Mangez bio ne garantit rien... les labels bio pullulent sans commune mesure... et souvenons-nous que notre planète est hyper polluée et saturée de produits chimiques et pesticides... que l'eau et les vents propagent partout...
Le 'bio' n'est pas réglementé (même chez les labélisés !) et la plupart fraude... beaucoup de magasins bio se fournissent chez des grossistes comme tous les autres !
D'ailleurs, peut-on manger bio sur une planète archi polluée ?

Fournissez-vous chez des gens dont vous connaissez et voyez la culture... si possible faites-vous un petit potager... c'est facile et nécessite un investissement largement inférieur au montant de votre caddie !

Une chose est sûre depuis 50 ans que j'étudie le sujet... et plus j'avance dans ma recherche... et plus je rencontre de cas plus devient évident que personne n'a la réponse... si votre surpoids ne provient pas d'une alimentation aberrante, alors vous

#aliment, #bénéfice, #coût, #docteur, #guéri, #mincir, #maigrir, #nutrition, #poids, #rapport, #recette, #régime, #santé, #nourriture, #sport,

ne le perdrez pas... ou si peu... pour très vite le récupérer... parce que cela est inscrit dans notre métabolisme...

L'être humain étant plus enclin à suivre ses passions que sa raison, il oublie vite ses bonnes résolutions et abandonne vite un régime contraignant qui ne lui apporte d'ailleurs pas ce qu'il a promis...

#aliment, #bénéfice, #coût, #docteur, #guéri, #mincir, #maigrir, #nutrition, #poids, #rapport, #recette, #régime, #santé, #nourriture, #sport,

page 62 sur 80

La tomate a la propriété d'accélérer le métabolisme et de promouvoir l'élimination et le drainage... en plus d'être un très bon aliment, la tomate embellit la peau... elle est un élément incontournable du régime méditerranéen...
Les régimes des aliments dissociés facilite la digestion, la métabolisation et l'élimination des aliments et résidus alimentaires...

Les aliments contiennent tous ce dont nous avons besoin pour notre alimentation... sans ajout de sucre ni de graisse... ni d'OGM... à éviter...

Il semble que prendre un goûter (pas trop) sucré et un dîner léger (préférablement végétarien) accélère l'élimination des graisses et la perte de poids... en tout cas, ça l'a été pour moi...
Le sucre fait monter la production d'insuline, qui brûle les sucres, monte très vite mais redescend très lentement... et continue de brûler les sucres... même quand on leur donne peu...ou pas...
Vous pourrez ainsi manger partout... quel que soit le menu... et cela nous laisse une foule de combinaisons possibles... avec des centaines de repas à apprécier...

Les diabétiques ont intérêt à pratiquer un exercice physique quotidiennement... nous prenons trop souvent la voiture et les transports... alors que nous pourrions marcher...

#aliment, #bénéfice, #coût, #docteur, #guéri, #mincir, #maigrir, #nutrition, #poids, #rapport, #recette, #régime, #santé, #nourriture, #sport,

page 63 sur 80

Jesse CRAIGNOU

Et les Maigres dans tout ça ?

On se pose la question de l'alimentation pour les gros, les gras, les obèses mais jamais pour les maigres. Car eux aussi ont leur problème de poids !

Il en est qui ne grossissent jamais d'un gramme et s'en contentent, s'en satisfont, s'en flattent... quelle que soit l'alimentation ou la quantité qu'ils ingurgitent... mais il en est également qui ne souhaitent pas garder et encore moins afficher leur maigreur !

Les Japonais se sous-alimentent de même que certaines tranches de l'aristocratie catholique, des adeptes de la macrobiotique... sans qu'il soit connu si cela a une véritable influence sur leur santé, leur qualité de vie ou leur longévité... ni, semble-t-il, sur le bonheur...

Il est grand temps que l'on s'intéresse aux causes physiologiques de la santé...

#aliment, #bénéfice, #coût, #docteur, #guéri, #mincir, #maigrir, #nutrition, #poids, #rapport, #recette, #régime, #santé, #nourriture, #sport,

page 64 sur 80

Jesse CRAIGNOU

L'Anorexie

Pire encore probablement que souffrir d'un surpoids est le fait de souffrir d'un surpoids imaginaire ou imaginé !

Nous le savons depuis longtemps maintenant l'anorexie tue !

Elle a fauché en pleine jeunesse un top model niçois et la très célèbre et vénérée chanteuse américaine Karen Carpenter !

Les femmes ont sont la plupart des victimes… et les femmes se voient souvent trop grosses même les plus minces et les maigres… Attention mesdames ! Les magazines ne sont pas toujours à prendre à la lettre !

#aliment, #bénéfice, #coût, #docteur, #guéri, #mincir, #maigrir, #nutrition, #poids, #rapport, #recette, #régime, #santé, #nourriture, #sport,

Au Final

Tous le corps médical répète en chœur que le gras, le sel, le sucre et l'excès pondéral sont mauvais pour le cœur... mais personne ne nous dit que les problèmes de cœur conduisent à l'excès pondéral... ou que la plupart des patients qui souffrent de problèmes de cœur n'est pas en excès pondéral... ni que la plupart des patients qui meurent de problèmes cardiaques n'est pas en excès pondéral... parce qu'il n'y a pas de réponse ni de traitement définitif aux problèmes de cœur... on nous ment pour nous cacher qu'on n'a toujours pas la réponse...
Mon cardiologue a fini par admettre que je ne peux plus maigrir –tout au moins autant- depuis mes problèmes cardiaques... et il est pourtant l'un de ceux qui a le plus insisté pour me mettre au régime... et me harceler !

Les mêmes s'éreintent à nous dire que le cholestérol résulte d'une absorption et de la métabolisation excessive du sucre et du gras... sans nous dire que le corps produit la plupart de notre cholestérol... et que le régime n'aidera probablement pas ou trop peu à faire baisser le taux de cholestérol dans le sang... et la lutte contre le cholestérol est un combat de chaque jour... à vie... cholestérol qui de toutes façons nous est utile... puisqu'il est aussi là pour protéger nos vaisseaux sanguins !

Pour effectuer une étude efficace sur les effets de l'alimentation sur l'homme, il faudrait des millions d'euros, des milliers de candidats et... une vie entière...

L'homme a créé une combinaison fatale... celle du gras combiné au sucre... tel le donut... qui est une addiction... et nous savons qu'elle est nocive... mais la majeure partie des gens en surpoids mangent-ils des donuts ?
Ce qui compte c'est d'avoir un régime équilibré... mais il y a tant de gros qui ne mangent pas déséquilibré...

La plupart des gens préfèreront s'envoyer des médicaments... car c'est la solution de facilité... malgré les innombrables et effroyables effets secondaires... y compris les inhibiteurs endocriniens... le tout pouvant les faire prendre du poids !

Une des raisons principales de la faillite des régimes à long terme... est que les gens n'ont pas toujours envie de manger systématiquement tel ou tel aliment ou ingrédient parce que c'est bon pour eux... mais pas ce dont ils ont envie !
En tout cas, pas toujours ce qu'ils trouvent bon...

Les régimes qui fonctionnent pour les pertes de poids... sont ceux qui sont basés sur les individus qui mangent à outrance ou de manière aberrante... cette évidence à faire croire au corps médical que toute personne en surpoids devait absolument réduire et gérer son alimentation... hélas tout le monde ne fonctionne pas pareil et personne n'a le même héritage génétique... qui, au final, définit en majeure partie ce que nous sommes... et comment nous évoluons... c'est toujours lui qui a le dernier mot !

Au mieux, les aliments et les suppléments alimentaires, dont on nous vante les effets miraculeux, n'ont guère d'effet que l'effet placébo... au pire, ils n'en ont aucun sinon

#aliment, #bénéfice, #coût, #docteur, #guéri, #mincir, #maigrir, #nutrition, #poids, #rapport, #recette, #régime, #santé, #nourriture, #sport,

de perturber plus encore notre métabolisme… en nous créant d'autres problèmes… et il faudrait, de toutes façons, en consommer des tonnes et en permanence… ce qui n'est pas la possibilité ni du goût de tous… encore moins à la portée de toutes les bourse ! Rappelons-nous que tous ce que nous mettons dans notre corps est généralement sensé soit y être en quantité suffisante (la nature fait bien les choses) soit sera rejetée systématiquement par notre métabolisme… ou créer de nouveaux problèmes…

Les études comparatives sur le régime aux super aliments prouvent que leur impact sur le métabolisme est souvent négatif plutôt que positif ! Le métabolisme ne retiendra que ce dont il a besoin…

Quant aux statistiques… en dehors du fait qu'on leur fait dire ce que l'on veut… elles ne tiennent jamais compte du fait que nous réagissons tous différemment à nos ingestions… notre génétique commande notre métabolisme…
Quant on navigue d'une étude à l'autre, on s'aperçoit qu'elles se contredisent !
Il vaut mieux donc tester vous mêmes ce que vous voulez essayer et voir les résultats sur vous.
Il existe autant de statistiques que l'on peut en compter dans la plupart des pays… qui arrivent, au mieux, à des résultats contradictoires… au pire à aucun résultat…
De toutes façons, les études ne portent sur que quelques dizaines, voire quelques centaines, d'individus… quand ce n'est pas seulement sur des animaux ! Alors qu'il faudrait au minimum des milliers d'individus… la terre compte plus de 7 milliards d'individus !

Il ne se passe pas une semaine sans qu'on parle des dangers d'un médicament ou d'un autre… qui continuent d'être donnés aux patients pendant des fois des décennies… si le médicament efficace existait cela se saurait… et le régime aussi !
Les professionnels de la médecine et de l'agro-alimentaire ont trop à y gagner…

Le bio voudrait nous faire croire que l'on mange plus sain… mais personne n'a jamais pu le prouver… et la planète entière est tellement polluée qu'il est impossible de cultiver vraiment bio… même si nous recommandons d'éviter tous les polluants !

D'ailleurs… rien n'est prouvé…
On nous parle d'allongement de la durée de la vie… mais la moitié au moins des gens meurent dans leur cinquantaine ou soixantaine… quand ce n'est pas avant ! Et comme il y a peu de temps que l'on garde vraiment les traces des dates de naissance et de décès de la plupart d'entre nous… encore que visitez les cimetières et vous serez surpris de la longévité de nos aïeux ! Des gens qui souvent jusqu'à la fin de leur vie sont restés en bonne santé !
On nous dit que ceci ou cela tue prématurément… mais la moitié des gens qui consomment ces produits vit très vieille !

Tout fonctionne ici comme pour les cosmétiques… on n'a pas de double de comparaison… on peut nous raconter ce que le veut… vu qu'on ne pourra jamais prouver que c'est faut !

On nous dit sans cesse ce qu'il ne faudrait pas manger mais jamais ce qu'il faudrait manger ou manger plus… les fruits et les légumes ne font pas un régime !

#aliment, #bénéfice, #coût, #docteur, #guéri, #mincir, #maigrir, #nutrition, #poids, #rapport, #recette, #régime, #santé, #nourriture, #sport,

Un jour, je parlais avec Philippe qui m'annonce, attablé au restaurant que juste avant que nous ne fassions connaissance, il s'était mis au régime et avait perdu 20 kilos ! Je le félicite et lui demande quel régime il avait suivi... et il me répond tout de go '*J'ai simplement mangé ce qui me plait !*'...

Je réalise aujourd'hui qu'aucun de mes efforts spartiates ne m'ont rien apporté... mais la conviction que la réponse est ailleurs... aucun de tous ces vigoureux et valeureux efforts n'a fait pencher la balance ni vaciller mon opinion... et pour autant que les aliments que j'aime me réussissent... et je conseillerais, en cas de régime, d'aller d'abord chercher dans les aliments que l'on aime... car je crois qu'il y a là une approche de solution efficace... et cela limiterait à la source les causes des échecs...

Et un traitement à l'insuline a au bout du compte était la réponse à une partie de mon problème de poids... aucun de tous les docteurs que j'avais vu au fil des années... comme quoi il ne faut jamais désespérer !

#aliment, #bénéfice, #coût, #docteur, #guéri, #mincir, #maigrir, #nutrition, #poids, #rapport, #recette, #régime, #santé, #nourriture, #sport,

Au final, il semble que rien, aucun de tous ces régimes, de tous ces produits, de tous ces efforts, de toutes ces méthodes, de tous ces médicaments, de toutes ces pratiques, de toutes ces privations, de tous ces discours... ne marche ! Et que toutes ces fortunes dépensées chaque année pour la médecine et les patients ne servent à rien...

Quand nous regardons l'alimentation des gens de différentes cultures, nous nous apercevons qu'il n'y a statistiquement que très peu de différence entre les Allemands qui mangent beaucoup de graisses et boivent beaucoup d'alcool, les Anglais qui ne font pas de repas le midi et dînent très tôt, les Italiens qui mangent beaucoup de féculents, les Français qui mangent beaucoup de sauces et boivent pas mal d'alcool... à part le régime américain qui cumulent souvent toutes les aberrations...

La nature reprend toujours ses droits... quoi qu'on lui fasse... c'est là sa plus grande force et cela peut être son plus gros défaut... et nous recherchons encore le régime qui donne des résultats à long termes...

Et, si souvent on prend du poids, malgré ce que l'on mange... ou ne mange pas... c'est surement que c'est dans notre nature... gare aux abus quand même...

Personne n'a la solution !

Quant aux médecins, mon généraliste me disait l'autre jour '*Vous savez 20 mg ou 40 mg il n'y a pratiquement aucune différence !*' et mon pharmacien de renchérir juste après lui '*19,5 mg ou 21 mg cela ne fait aucune différence...*'

Les mêmes qui insistent sur les doses à respecter en tout traitement !

Et vous voudriez que je leur fasse confiance ?

Rappelez-vous les bons conseils : '*En cas de doute, demandez à votre médecin*' et '*Votre pharmacien : un professionnel de la santé*'... Demandez à votre pharmacien... et il vous vendra le produit sur lequel il se fait le plus de marge !

Il y a encore et toujours plus de personnes en surpoids dans le monde...

Notre corps gourmand de gras et de sucres roule-t-il toujours au rythme de nos ancêtres alors qu'il devrait comprendre et s'adapter à notre rythme de vie moderne ?

Tous les jours il sort des articles des études et des livres sur LE régime qui va rendre notre silhouette de rêve... et nous en sommes toujours au même point ! Ce qui prouve d'autant plus que personne, absolument personne, n'a la solution !

Dans des études reprises notamment dans l'émission xenius d'arte (re)diffusée le 19 décembre 2014, il est prouvé que l'exercice ou pas n'est pas la solution ni à la bonne forme ni à la minceur ! Des obèses peuvent être en très bonne santé et des minces souffrir de multiples maladies imputées au surpoids...

Il est également montré que le patrimoine génétique est responsable de notre poids et de notre santé indépendamment l'un de l'autre... l'Allemagne n'a pas peur de montrer ces faits... alors que la France le rejette systématiquement !

La plupart nous terrorise encore en ne comptant que ceux qui cumulent poids et problèmes de santé... pour ceux-là, s'ils veulent perdre du poids, il ne leur reste plus que l'intervention en chirurgie bariatrique...

Le docteur Sharma, qui a quitté l'Allemagne pour s'installer à Edmonton (Canada), a mis au point un nouveau système d'évaluation de l'obésité... propre à chaque patient... l'Edmonton Obesity Staging System...

#aliment, #bénéfice, #coût, #docteur, #guéri, #mincir, #maigrir, #nutrition, #poids, #rapport, #recette, #régime, #santé, #nourriture, #sport,

Le paradoxe d'obésité... montre que la relation poids / santé traditionnelle est en fait complètement fantaisiste...

Pour certains cas l'Institut national du Cancer Américain annonce que l'obésité modérée peut sauver des vies dans certaines maladies ! Ce qui nous ramène au cas du cholestérol...

Le Dr Ingrid Mühlhauser (Hambourg) a découvert la même chose dans ses recherches...

Tout comme nous avions déjà remarqué que la minceur n'est aucunement promoteur de bonne santé ou de longévité !

Achim Peters accuse beaucoup plus le stress que l'obésité... il a élaboré la théorie du Selfish Brain...

Si le fait de changer, modérer ou moduler son alimentation était la solution au surpoids tout le monde serait mince ! Car nul n'aime être en surpoids... sans parler de l'inconfort et du coût du surpoids...

Mais...

La question de l'agroalimentaire, de la nutrition et de la santé revient sur la table de plus en plus régulièrement... et notamment au chapitre médical...

Il semble, à y regarder de près, que la plupart des gens dans le monde moderne ont enflé dans les années 80... curieusement à une époque où l'agroalimentaire a pris le dessus sur le contrôle de la production alimentaire... et ont continué depuis... les décennies précédentes affichent clairement un ligne beaucoup plus filiforme... n'y aurait-il pas là matière à réflexion ? A recherche ?

Un sujet savamment et consciencieusement évité...

Que nous fait-on vraiment manger ? Y a-t-il dans notre alimentation récente un ingrédient ou un élément qui fait que les plus sensibles y gagnent un surpoids sans raison alimentaire ni même génétique ?

Et s'il y a quelque chose... pourquoi ne pas simplement le retirer ou l'inverser pour le bien de l'humanité ?

Dans les années soixante et soixante-dix de mon enfance et adolescence... personne n'était gros ! Et les rares personnes en surpoids faisaient l'objet des moqueries et quolibets des autres... hélas pour eux...

Puis... la mode des années quatre-vingts était le culte du corps... avec la danse, la gymnastique et le culturisme... personne n'a vu venir le raz-de-marée de gras sournois qui devait en submerger beaucoup...

Et ensuite tout sembla changer... l'image du corps parfait devint plus floue et les formes plus formes et plus molles...

Nous savons que tout les produits chimiques qui entrent dans l'agroalimentaire aujourd'hui présentent des risques et des dangers... les édulcorants et autres additifs sucrés ou pour le goût —et ceux qui remplacent les sucres et les graisses sont tout autant nocifs... les hormones de croissance, que les animaux sont forcés d'ingurgiter dans leur gavage, sont de dangereux perturbateurs endocriniens... les

#aliment, #bénéfice, #coût, #docteur, #guéri, #mincir, #maigrir, #nutrition, #poids, #rapport, #recette, #régime, #santé, #nourriture, #sport,

antibiotiques, qui consommés régulièrement sont des perturbateurs endocriniens... qui finissent tous dans notre corps et nos autres aliments par voie d'eau dans nos mers et nos jardins... et donc dans nos assiettes ! Jusque dans le lait maternel ! Toute la planète est complètement polluée par toutes sortes de produits... qui finissent dans les eaux, les mers et les pluies... rien de sert de manger bio... car le vrai bio n'existe pas et n'est plus possible dans ses conditions... sauf s'il est cultivé sur une autre planète saine...

Le plastique, en utilisation croissante depuis 70 ans, est retrouvé partout dans le monde et dans le monde animal, et donc humain... le plastique finit généralement pas se décomposer en particules de plus en plus petites on en retrouve jusque dans les organismes microscopiques en doses microscopiques... organismes microscopiques qui sont à la base de la chaine alimentaire qui les fait remonter jusqu'au plus grands animaux... que l'on retrouvant flottant à toutes les profondeurs des mers et des océans... et qui sont avalés d'une manière ou d'une autre... même en respirant... et proviennent de la terre et de la pollution humaine... Chez les plus petits animaux et les oiseaux et poissons, ils peuvent causer des constipations conduisant à l'occlusion intestinale... entrainant la mort... certains animaux en avalent des kilos ! Il a été retrouvé du plastique dans les burgers d'une marc de chaines de fast foods célèbres... il est clair que nous mangeons régulièrement du plastique... et Dieu sait les effets sur le corps humain... Les cosmétiques également en regorgent...

Ceci pourrait, entre autres, expliquer pourquoi les Asiatiques restaient minces jusqu'à ce qu'ils n'aient eu accès à d'autres aliments, chez eux ou à l'étranger... et de même pour les populations issues d'Afrique noire...

La nature, de son côté, nous gardait minces alors que nous courions dans la savane pour chasser notre repas... mais aujourd'hui, même en gardant aussi longtemps que possible une activité sportive souvent forcénée, l'inactivité nous fait reprendre les calories que nous ne dépensons pas dans nos vies sédentaires...

On en revient aux bonnes sources... mangez de tout mais modérément... c'est d'ailleurs ce que vous recommandent les nutritionnistes aujourd'hui... tous les goûts sont dans la nature... et certains traitements peuvent altérer vos goût... telle la chimiothérapie... et même vous voir changer d'alimentation... telle l'insuline...

Les statistiques sur le fait que l'espérance de vie a augmenté sont fausses... et une grosse arnaque ! En fait, de nos jours, et nous le voyons tous autour de nous, beaucoup de gens meurent à la cinquantaine... et la plupart de ces morts n'est pas liée non plus à la maladie ou la surcharge pondérale... C'est seulement ce que les laboratoires veulent nous faire croire... pour nous intoxiquer plus avant ! Beaucoup de gens du passé vivaient jusqu'à la cinquantaine et au-delà... la différence est que beaucoup de mères et enfants mouraient à la naissance... de la fièvre puerpérale ou autre... liées aux conditions d'hygiène inexistantes (voir le travail

#aliment, #bénéfice, #coût, #docteur, #guéri, #mincir, #maigrir, #nutrition, #poids, #rapport, #recette, #régime, #santé, #nourriture, #sport,

de Florence Nightingale sur l'hygiène et comment elle a probablement sauvé l'humanité)...

Nous vivons à peine plus vieux que nos aïeux en moyenne... beaucoup meurent jeunes de crise cardiaque par exemple... ils ne sont ni âgés ni en surpoids pour au moins 50 à 75 % d'entre eux... et nul ne sait pourquoi ni comment... mais cela gêne les laboratoires qui y perdent des clients !

#aliment, #bénéfice, #coût, #docteur, #guéri, #mincir, #maigrir, #nutrition, #poids, #rapport, #recette, #régime, #santé, #nourriture, #sport,

page 72 sur 80

Merci

Merci d'avoir acheté mon livre.
J'espère que nous pourrons encore partager beaucoup de ces moments privilégiés…
Entre autres par le biais de mes livres… et de nos rencontres…

#aliment, #bénéfice, #coût, #docteur, #guéri, #mincir, #maigrir, #nutrition, #poids, #rapport, #recette, #régime, #santé, #nourriture, #sport,

page 73 sur 80

J'écris

Les mots ont toujours eu –et auront toujours- joué un rôle capital dans ma vie...
Je n'ai rien de mieux à offrir que ma parole donnée...

Dès le moment où j'ai su lire, j'ai lu... dès l'instant où j'ai su écrire, j'ai écrit...
Les mots ont sur moi un pouvoir magique...

Les mots ont leur propre musique... et les mots nous suivront toujours...

J'aborde l'écriture d'une manière orale... plus lue, plus à écouter qu'à lire... je dis souvent lire avec ses oreilles...
J'invite le lecteur à se laisser bercer se laisser tanguer jusqu'à dériver puis chavirer se laisser danser au son de la mélodie des mots... qui m'ont probablement conduit à la musicothérapie...

J'écris... depuis que je sais écrire j'écris...
Je n'ai jamais su pourquoi et pas toujours su comment...
C'est ainsi... J'écris.
C'est plus fort que moi, je ne peux pas m'en empêcher...
Les mots s'enchainent et se déchainent...
Les mots s'emballent les mots s'enchantent les mots s'emportent les mots s'entrechoquent les mots choquent les mots rockent... et tournent et valsent et retournent... dans le tourbillon de ma vie...

Quel que soit l'endroit ou l'heure... j'écris... sur tout... partout... surtout...

J'écris quatre ou cinq livres en même temps. J'écris tout le temps. Dans ma tête dans mon travail quand je fais l'amour...sur plusieurs plans parallèles... Des vies parallèles...
Roman, romance, fiction, autofiction, science-fiction, théâtre, mots-valises, traductions, adaptations, ...

Je peins...
Je peins à la Jackson Pollock. Je peine.
À tort et à travers dans les brouillards de mon âme...

Adaptations, chansons, comédies musicales, nouvelles, poésies, romans, scénarios, textes, traductions...
Mes écrits peuvent être montés sur scène.

#aliment, #bénéfice, #coût, #docteur, #guéri, #mincir, #maigrir, #nutrition, #poids, #rapport, #recette, #régime, #santé, #nourriture, #sport,

page 74 sur 80

Jesse CRAIGNOU

Je publie

Livres techniques et didactiques
- **Singin' To English**
- **Stories For English** *(aussi en livre audio lu par Tory L WILSON)*
- **More Stories For English** *(aussi en livre audio lu par Kathy BRODERICK)*
- **Stories For French**
- **English Business Test**
- **Business English test**
- **The Comprehensive Teacher** *(aussi en livre audio lu par Maxine LENNON)*
- **Paris Passion**
- **Finger Licking Good** *(aussi en livre audio lu par Bobby BRIGHT)*

En français
- **Recyclage**
- **Au Bord D'Elles**
- **Noteur**
- **L'Enfant Perdu**
- **Entre Deux Stations**
- **Journée De La Femme**
- **Secondes Noces**
- **La Faim Des Régimes**
- **Treize À La Douzaine**
- **Un Mythe Ummite**
- **À L'Antenne**
- **Mes Plus Grands Succès**
- **Poèmes Et Chansons**
- **De Natura**

En anglais
- **Live To Tell**
- **BioHazard** *(aussi en livre audio lu par David GEORGE)*
- **Keeping Me Company** *(aussi en livre audio lu par Helen LLOYD)*
- **Righter** *(aussi en livre audio lu par Maxine LENNON)*
- **A Woman's Day**
- **Second Helpings**
- **Ten A Penny**
- **Surrogate Life**
- **The Comprehensive Teacher**
- **Booster Shot** *(aussi en livre audio lu par David GEORGE)*
- **Love Wars**
- **To Think I Ran**
- **Deflecting Patience**
- **Umma Dawn – The Confidential Files**
- **Architecture And History**
- **Love... And Stuff Like that !**
- **Visionary Mountains** *(aussi en livre audio lu par Helen LLOYD)*
- **My Greatest Hits**
- **Poems And Songs**
- **Quilled ! – Words Of A feather**

#aliment, #bénéfice, #coût, #docteur, #guéri, #mincir, #maigrir, #nutrition, #poids, #rapport, #recette, #régime, #santé, #nourriture, #sport,

- **Deathwatch**
- **Danced A Little Tune**
- **Redesigning Eden**

Pour les enfants (avec Franklin ERDER)
- **Le Monstre Mangeur d'Alisons (The Alison Eating Monster)**
- **Les Goulous Vont Se Coucher (The Wolloes Go To Bed)**
- **Les Goulous Font La Fête (The Wolloes Have A party)**
- **Le Petit Tailleur De Pierre (The Little Stone Cutter)**

Mes livres audio
- **Visionary Mountains** *(aussi en livre audio lu par Helen LLOYD)*
- **Stories For English (Student's Edition)** *(aussi en livre audio lu par Dave WRIGHT)*
- **More Stories For English** *(aussi en livre audio lu par Kathy BRODERICK)*
- **Stories For English** *(aussi en livre audio lu par Tory L WILSON)*
- **Booster Shot** *(aussi en livre audio lu par David GEORGE)*
- **BioHazard** *(aussi en livre audio lu par David GEORGE)*
- **Keeping Me Company** *(aussi en livre audio lu par Helen LLOYD)*
- **Righter** *(aussi en livre audio lu par Maxine LENNON)*
- **The Comprehensive Teacher** *(aussi en livre audio lu par Maxine LENNON)*
- **Finger Licking Good** *(aussi en livre audio lu par Bobby BRIGHT)*

#aliment, #bénéfice, #coût, #docteur, #guéri, #mincir, #maigrir, #nutrition, #poids, #rapport, #recette, #régime, #santé, #nourriture, #sport,

Jesse CRAIGNOU

Réseaux Sociaux et Internet

Je suis présent sur les réseaux sociaux et internet… et dans le monde de la formation en conseil et coaching… en langues et communication.
Nous pouvons nous retrouver en différents endroits et échanger…

Pour mieux me connaître :

Vous pouvez me suivre sur ces différentes plateformes…

http://www.facebook.com/profile.php?id=716938953
ou
http://www.viadeo.com/profile/0022elircedzsaht
ou encore
http://www.amazon.com/Jesse-CRAIGNOU/e/B00CMJY4HM/ref=la_B00CMJY4HM_pg_1?rh=n%3A283155%2Cp_8 2%3AB00CMJY4HM&ie=UTF8&qid=1374447214

Mes blogs :
http://tout-l-anglais-pour-tous.over-blog.com/
http://paroles-et-musique.over-blog.com

#aliment, #bénéfice, #coût, #docteur, #guéri, #mincir, #maigrir, #nutrition, #poids, #rapport, #recette, #régime, #santé, #nourriture, #sport,

Formation et Coaching

Je forme et je coache en langues et communication en français, italien et anglais. Mes clients sont des professionnels du monde des affaires et de l'industrie... de la haute administration européenne...

Je pratique également le Reiki et la musicothérapie...

Mes formations et mes sessions de coaching sont profilées aux besoin et niveaux des stagiaires.

jesse.craignou@yahoo.fr

#aliment, #bénéfice, #coût, #docteur, #guéri, #mincir, #maigrir, #nutrition, #poids, #rapport, #recette, #régime, #santé, #nourriture, #sport,

Jesse CRAIGNOU

Traductions

Je traduis tous types de documents (littérature, manuels, guides, discours, plaquettes commerciales, sites internet, …) du français de l'italien d'une langue vers l'autre et en retour…

Contact :
Jesse.craignou@yahoo.fr

#aliment, #bénéfice, #coût, #docteur, #guéri, #mincir, #maigrir, #nutrition, #poids, #rapport, #recette, #régime, #santé, #nourriture, #sport,

page 79 sur 80

Jesse CRAIGNOU

Guide de Paris

Paris en beauté... avec votre guide personnel !

La France est la destination Numéro Un dans le monde tourisme... et Paris est la destination Numéro Un dans le monde !

Plus de 80 millions de touristes se pressent en France chaque année pour voir toutes les beautés de l'Hexagone...

Visiter Paris est un voyage dans le temps et l'espace... et toute l'histoire de la France, de l'Europe et du monde... offrant au visiteur un style et une facette différente à chaque coin de rue...

Paris est également un centre d'affaires et de culture international...

Que vous veniez à Paris pour les affaires ou le plaisir... et souhaitiez profiter au maximum de sa beauté et de sa culture, contactez-moi à jesse.craignou@yahoo.fr pour plus de renseignements sur nos visites et nos tarifs...

#aliment, #bénéfice, #coût, #docteur, #guéri, #mincir, #maigrir, #nutrition, #poids, #rapport, #recette, #régime, #santé, #nourriture, #sport,

page 80 sur 80